Alfonso Balmori Martínez

HUMANOS ANTENA

CÓMO NOS AFECTAN LOS CAMBIOS ATMOSFÉRICOS Y LA RADIACIÓN ELECTROMAGNÉTICA

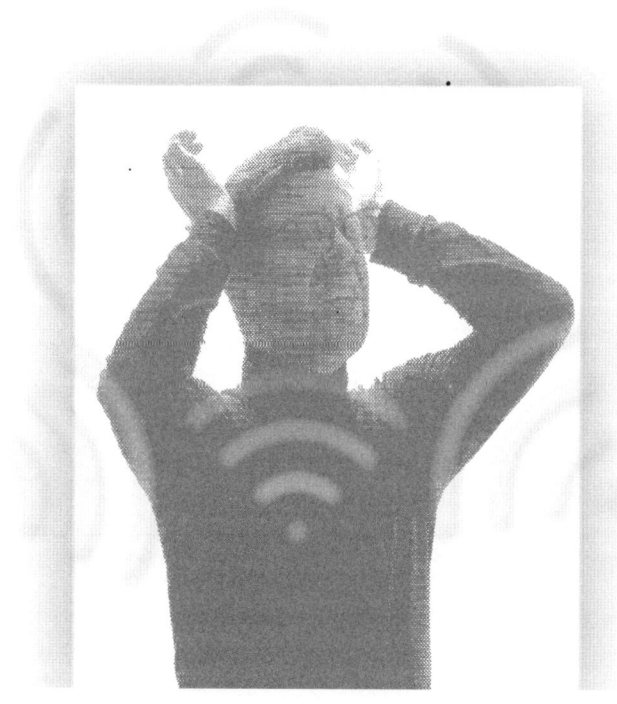

Lo que una generación considera como la cumbre del saber
es a menudo considerado como absurdo por la generación siguiente,
y lo que en un siglo pasa por superstición puede formar la base
de la ciencia en el siglo venidero.

PARACELSO, 1529.

*A new scientific truth does not triumph by convincing its opponents
and making them see the light, but rather because its opponents eventually
die, and a new generation grows up that is familiar with it.*

MAX PLANCK, 1947.

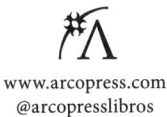

www.arcopress.com
@arcopresslibros

© Alfonso Balmori Martínez, 2025
© Editorial Almuzara s. l., 2025
www.arcopress.com

Primera edición, octubre 2025

Arcopress • Salud y bienestar
Dirección editorial: Pilar Pimentel
Diseño y maquetación: Fernando de Miguel

Editorial Almuzara S. L.
Parque Logístico de Córdoba. Ctra. Palma del Río, km 4
C/8, Nave L2, nº 3. 14005 - Córdoba
info@almuzaralibros.com

Imprime: Gráficas La Paz
ISBN: 978-84-10354-55-5
Depósito Legal: CO-1647-2025

Impreso en España/Printed in Spain

A mi padre, que me enseñó a observar el tiempo
y ya forma parte de él.

A mi madre, invariablemente alegre y vital.

A Mari Paz, Alfonso, José Antonio y Jaime,
mis incondicionales asesores.

A César y Jaime, inaccesibles al desaliento.

En memoria de Arthur Firstenberg (1950-2025),
valiente pionero en la lucha contra la contaminación
electromagnética. Con agradecimiento por su generosa
alusión en *The Invisible Rainbow*.

ÍNDICE

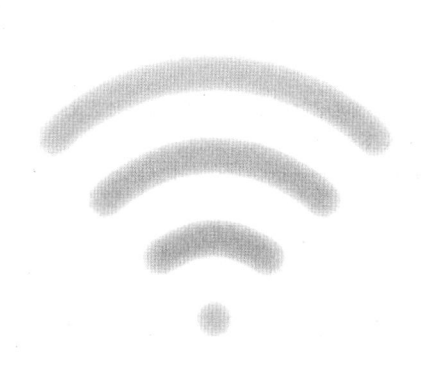

PRÓLOGO DEL AUTOR

esulta sorprendente el hecho, aparentemente fortuito, de la coincidencia simultánea de molestias similares en personas diferentes. Que varias personas cercanas se levanten sincrónicamente de la cama con dolor de cabeza; se encuentren indispuestas o de mal humor; que determinados días los niños de la escuela se muestren especialmente agitados o revueltos, mientras que en otros reina una tranquilidad absoluta en el recinto educativo, como si de alguna fuerza de la naturaleza oculta, desconocida y misteriosa se tratase. Estas observaciones frecuentes hacen surgir la legítima duda de que esa simultaneidad pueda achacarse a la casualidad.

Este libro trata de explicar cómo, en pleno siglo XXI, desconocemos todavía hasta qué punto ciertos elementos poco conocidos de la naturaleza influyen en nuestro día a día y se entrometen también en las sensaciones más íntimas y personales, como los estados emocionales concretos. Cómo las circunstancias normales de la vida de cualquier persona se encuentran moduladas o matizadas por fuerzas desconocidas que, con elevada frecuencia, pueden condicionarla de una manera más o menos determinante. En esta etapa paradójica, de sentimiento generalizado de superioridad respecto a las demás especies con las que compartimos nuestro viaje sobre el planeta Tierra, en algunos aspectos las personas podríamos asemejarnos a marionetas movidas por extrañas fuerzas invisibles que condicionan nuestra vida mucho más de lo que pudiéramos pensar.

Humanos Antena no trata de cuestiones mágicas, ajenas a la ciencia, sino que revisa de una forma objetiva lo que el conocimiento científico ha descubierto y demostrado hasta ahora, para dilucidar el fundamento de estos fenómenos aparentemente inexplicables. Aunque trataremos, en ocasiones, conocimientos científicos algo complejos, su objetivo es que pueda alcanzar a un amplio espectro de lectores, para que comprendan hasta qué nivel tan profundo los seres humanos formamos parte de la naturaleza. Por este motivo, el tono general de la obra es divulgativo, pero en bastantes ocasiones, en los capítulos algo más complicados o que pueden despertar el siempre necesario escepticismo crítico, se incluyen las referencias a las publicaciones científicas correspondientes, que aparecen ordenadas alfabéticamente en la bibliografía recopilada al final del texto, para que de esta forma puedan ser consultadas por quien lo desee, con el fin de confrontar o profundizar más en alguno de los aspectos discutidos.

A lo largo de varios capítulos, también exploraremos los efectos en la salud de las radiaciones electromagnéticas de origen antropogénico, así como la compleja relación entre la ciencia y la economía, un conflicto frecuente en las disciplinas ambientales, cuando entran en tensión con poderosos intereses humanos. Los animales y los árboles actúan como bioindicadores esenciales, reflejando la salud del entorno que compartimos; su bienestar o deterioro revela el impacto de nuestras acciones sobre el equilibrio del hábitat humano. Por ese motivo se dedica un capítulo a las investigaciones realizadas al respecto, utilizando especies que comparten nuestro mismo hábitat, como las cigüeñas, los gorriones o los árboles de los parques y jardines.

La biometeorología, disciplina en la que podría enmarcarse buena parte del texto, es una materia que tiende puentes entre ciencias, como la medicina, la meteorología, la biología, la zoología y la física. Nos encontramos en una coyuntura de grandes avances en todas las áreas del conocimiento, hoy en día muy separadas entre ellas, por lo que un estudio que abarque varias ciencias diferentes, tan representativo de los grandes hombres del Renacimiento, es prácticamente inalcanzable en la actualidad, y por eso son cada vez más necesarias las visiones que atraviesen las fronteras virtuales que las separan (por otra parte, inexistentes en la compleja realidad del mundo), profundizando en esas «regiones frontera» del conocimiento, porque muy probablemente en esas divisorias se encuentra el embrión y el futuro de los grandes descubrimientos científicos. .

1
INTRODUCCIÓN

*Aparecen arañas por todos los sitios y las moscas no paran quietas. La vecina, que
es muy sensible a los cambios de tiempo, nos informa de que la migraña le ha
impedido pegar ojo en toda la noche. Se palpa cierto nerviosismo en el ambiente.
Los conductores utilizan la bocina generosamente y se diría que las palabras se han
recubierto de algo parecido a un caparazón de espinas que hiere al destinatario
sin pretenderlo... Parece que por fin empieza a llover. Una sensación de alivio
se apodera de nosotros. Ha pasado la inestabilidad y recuperamos el bienestar.
Las arañas vuelven a su agujero. Las personas sacamos el paraguas y caminamos
apaciblemente bajo la lluvia.*

En la antigua Grecia de los tiempos de Hipócrates, considerado
hoy el padre de la medicina, ya se conocía la influencia que
ejercen algunos cambios de tiempo o circunstancias meteorológicas sobre determinados procesos fisiológicos. Sin embargo,
no es hasta el siglo XX, con el desarrollo de la física, la fisiología y
la estadística fundamentalmente, cuando se empiezan a estudiar de
forma más metódica y rigurosa. Aún hoy el conocimiento sigue siendo fragmentario debido a la gran dificultad que implica su estudio,
ya que intervienen numerosos parámetros o variables, y participan
además distintas disciplinas que tradicionalmente han estado poco
conectadas entre sí.

La biometeorología clínica estudia los efectos de las diferentes
situaciones o condiciones atmosféricas sobre nuestro organismo,
ya sea por mecanismos biofísicos, psicosomáticos u otros desco-
nocidos (Martínez-Carpio, 2003). Este autor señala que los médicos que trabajan en servicios de urgencias y atienden a poblaciones específicas —como personas mayores o reclusos en centros

penitenciarios— observan empíricamente cómo ciertos tipos de dolencias tienden a sincronizarse en momentos específicos del día, en fechas concretas o durante determinadas épocas del año, lo que, en contextos de recursos limitados, puede llegar a saturar los servicios de atención sanitaria.

El enfoque del problema desde la biología, la zoología, la meteorología y nuestras propias observaciones empíricas (que desarrollaremos en el capítulo 4) coincide plenamente con las afirmaciones del Dr. Martínez-Carpio, formuladas hace ya veinte años.

La acepción de la palabra *tiempo* a la que aludiremos con frecuencia en esta obra se refiere al estado de la atmósfera, es decir, a las condiciones atmosféricas —temperatura, humedad, presión, viento, entre otras— que se presentan en un lugar y un momento determinados. A diferencia del tiempo, el clima de una región corresponde al promedio de estas condiciones atmosféricas, registrado durante largos períodos. Los pronósticos meteorológicos se ocupan del tiempo, no del clima, y son precisamente esas situaciones atmosféricas concretas —a veces denominadas «tipos de tiempo»— las que, como veremos en detalle a lo largo de los próximos capítulos, ejercen una influencia importante y aún poco conocida sobre los seres vivos, en particular sobre su estado fisiológico y su comportamiento.

En las personas, la sensación de abatimiento alterna con la elevación del ánimo y la euforia, como empujadas por una fuerza secreta y enigmática. Los padecimientos y dolores de algunos enfermos crónicos se acentúan con la llegada del frío, la lluvia o los cambios de presión atmosférica. Pero existen diferencias individuales en la susceptibilidad a estos factores, y en particular a la electricidad atmosférica.

La biometeorología investiga los cambios que se producen en los seres vivos en relación con las circunstancias atmosféricas. Las condiciones meteorológicas afectan a todas las especies, tanto animales como vegetales, y, por supuesto, al hombre. En los años lluviosos, las plantas silvestres alcanzan un porte mayor y los árboles suelen crecer más, tanto en grosor como en altura, lo que queda registrado en sus anillos de crecimiento y nos permite averiguar las etapas que fueron más favorables para su desarrollo (dendrocronología). Los hongos encuentran un ambiente más favorable para su reproducción y dispersión, y determinados insectos consiguen sacar adelante varios ciclos reproductivos (generaciones) durante la misma temporada.

Muchos animales están dotados de cierta sensibilidad para detectar las variaciones atmosféricas que anuncian cambios meteorológicos. La presión, la temperatura, la humedad del aire, el viento y la electricidad atmosférica, entre otros factores, influyen en su comportamiento. Los pastores saben por experiencia que las ovejas se «encabritan» ante los cambios de tiempo, haciendo en esas circunstancias más dificultosa la esquila o el ordeño.

Cuando se aproxima una tormenta, es común observar una marcada agitación y nerviosismo en animales como los gatos, los caballos o las moscas. En cambio, tras su paso, suele experimentarse una sensación de alivio y bienestar, ya que el bochorno disminuye y la descarga de los rayos hacia la Tierra libera la electricidad atmosférica previamente acumulada.

Varios grupos de animales son sensibles a las variaciones en la humedad del aire. Las arañas, por ejemplo, suelen moverse con mayor frecuencia ante cambios meteorológicos, posiblemente debido a un efecto higroscópico que provoca tensión o distensión en sus telarañas según varía la humedad ambiental. La humedad también puede influir en el funcionamiento de las alas de algunos insectos. Se sabe, además, que ciertas estructuras, como el pelo de los mamíferos, poseen propiedades higroscópicas; por esta razón, históricamente se han utilizado materiales como pelos, tejidos o tripas secas para predecir el estado del tiempo, ya que los cambios de humedad suelen ir acompañados de variaciones en la presión atmosférica.

Cuando la humedad atmosférica se eleva, y especialmente con las primeras gotas de lluvia, los anfibios abandonan las charcas al atardecer, para recorrer terrenos vetados en otras circunstancias, pues su piel necesita estar húmeda en todo momento. Deambulan por la noche en esas circunstancias, buscando hábitats apropiados y apareciendo con preocupante frecuencia atropellados en las carreteras secundarias, víctimas del tráfico rodado. También los caracoles, que han estado durante semanas o meses encerrados en su concha, entre la hierba o bajo las piedras, soportando la sequía típica de la estación estival, salen del letargo y se deslizan dejando un rastro mucoso sobre la superficie.

La temperatura es uno de los factores atmosféricos que más claramente condicionan el comportamiento de los seres vivos: vegetales, animales y personas. Numerosas especies se refugian y mantienen letargos invernales o estivales, mientras otras están muy bien adaptadas al frío por espesas capas de grasa, pelo o plumas.

Las migraciones de insectos y aves están muy relacionadas con el viento y, por lo tanto, con la disposición espacial de las borrascas y anticiclones. Estas especies migradoras suelen aprovechar las situaciones favorables de vientos procedentes del sur en primavera (por ejemplo, cuando existe una borrasca situada en el Atlántico cercano), para viajar a las regiones norteñas de cría. En otoño, por el contrario, aprovechan los vientos del norte (por ejemplo, cuando se sitúa un anticiclón en el Atlántico cercano) (figura 1), para desplazarse en dirección sur hacia las áreas de invernada.

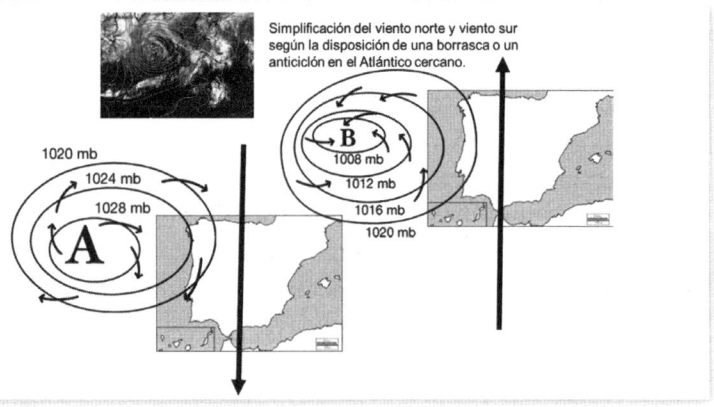

Figura 1: Viento norte y sur, dependiendo de la disposición de las borrascas y anticiclones. Un anticiclón es una región de la atmósfera donde la presión del aire es relativamente alta en comparación con las áreas circundantes. Una borrasca es una zona de baja presión atmosférica donde el aire tiende a ascender. En el hemisferio norte, el viento en los anticiclones gira en el sentido de las agujas del reloj, al contrario que las borrascas (lo opuesto sucede en el hemisferio sur).

Muchas especies se han adaptado para depredar a las aves e insectos migradores en el ecosistema aéreo, ya sea capturando pájaros (como el halcón de Eleonora y el nóctulo gigante) o aprovechando las polillas migradoras (como el murciélago rabudo), cuyo ciclo reproductor presenta una distribución bimodal, adaptada precisamente a la migración primaveral y otoñal de estos insectos (Balmori, 2017).

Sin embargo, un cambio de tiempo comienza a gestarse a cientos de kilómetros del lugar donde finalmente se manifiesta. Hasta hace poco se creía que los animales solo podían anticipar estos cambios si ya se encontraban dentro de la masa de aire responsable del fenómeno, y que, por tanto, únicamente reaccionaban cuando las alteraciones atmosféricas eran inminentes y ya perceptibles en el entorno local. Hoy sabemos, sin embargo, que las descargas eléctricas generadas en frentes fríos con tormentas asociadas —aunque se encuentren a cientos o incluso miles de kilómetros— emiten impulsos electromagnéticos que viajan a la velocidad de la luz y alcanzan grandes distancias. Algunas personas y animales son especialmente sensibles a estas señales, como explicaremos con más detalle en el capítulo 3.

Gracias a esta sensibilidad, no es necesario que las condiciones meteorológicas hayan comenzado a cambiar en una zona para detectar la llegada de un frente lejano, incluso con 24, 48 o más horas de antelación, dependiendo de la sensibilidad individual y de otros factores aún no bien comprendidos. Por esta razón, los seres vivos podemos anticipar los cambios de tiempo antes de que se hagan evidentes. La hipersensibilidad que manifiestan algunos enfermos crónicos —cuyos síntomas empeoran antes de un cambio meteorológico— parece estar estrechamente relacionada con la llegada de estos impulsos electromagnéticos invisibles. Lo mismo ocurre con ciertos dolores de cabeza o migrañas, que con frecuencia se adelantan a las variaciones atmosféricas.

2
LA INFLUENCIA
DEL TIEMPO
EN LAS PERSONAS

Resulta evidente que la ciencia médica ha dado hasta hoy poca importancia a las meteoropatías cuando, paradójicamente, el sentir popular tanto en la calle como en la consulta quizá las ha sobredimensionado. Resulta sorprendente comprobar las predicciones del tiempo que hacen algunos ancianos en función de cómo se sienten anímica y físicamente. En la consultoría telefónica de los servicios de urgencias y emergencias extrahospitalarios se observan picos de incidencia de determinadas patologías, que hasta el momento muy pocos se han interesado en caracterizar. (Martínez-Carpio, 2003).

l hombre, como las demás especies de seres vivos que desarrollan su ciclo vital y realizan sus funciones dentro de la atmósfera de la Tierra, está sujeto a la influencia de los meteoros. Algunas formas de tiempo producen dolencias, mientras que otras las alivian; unas producen abatimiento y otras elevan el ánimo o desencadenan la euforia.

2.1 Factores a los que se han atribuido estos efectos

Desde el siglo XIX han existido observaciones que vinculaban algunas dolencias y enfermedades con los cambios de tiempo, pero, a pesar de los años transcurridos, no se ha podido encontrar hasta muy recientemente una explicación convincente.

Los factores climáticos que más se han tenido en cuenta para sondear o indagar sobre estos efectos han sido las variables comunes o triviales, fácilmente observables y medibles (temperatura, presión, humedad, viento e insolación). Sin embargo, hasta la fecha, aunque siguen surgiendo estudios que confirman algún tipo de relación, no existe un consenso general sobre la identidad de la variable meteorológica que provoca esos síntomas en las personas. Haremos un recorrido breve por estos factores más comunes para abordar también algunas nociones básicas necesarias. Dichos factores climáticos, indudablemente, provocan efectos, pero no anticipan los cambios de tiempo, es decir, no pueden considerarse sus precursores.

2.1.1 Temperatura

Es bien conocido que el clima de una determinada región o país influye notablemente en el carácter y la forma de ser de sus habitantes. Los pueblos de áreas más frías, con menor duración e intensidad de la luz, tienden a presentar estados de ánimo melancólicos, mientras que los que viven en áreas calurosas, con más horas de sol, suelen tener un carácter más ardiente. Aunque en todos los sitios viven personas que no cumplen los patrones reseñados, existen ciertas tendencias generales que los caracterizan.

El frío o el calor que sentimos no solamente dependen de los grados que marca el termómetro en un momento determinado, también intervienen la humedad del aire y el viento, provocando sensaciones térmicas muy diferentes según las circunstancias. La sensación de bochorno en un ambiente con una humedad elevada es mucho mayor, de la misma manera que la sensación de frío es más aguda si viene acompañada de viento (que arrebata el calor que rodea nuestro cuerpo), provocando una sensación térmica o una temperatura subjetiva menor de la que realmente marcan los termómetros.

Para las personas, el frío o el calor limitan las actividades cotidianas, obligan a utilizar diferentes prendas de abrigo y condicionan de manera importante la elección de sus lugares de residencia.

2.1.2 Masas de aire y frentes

Una masa de aire se define como un extenso cuerpo de aire, generalmente de más de mil kilómetros de ancho y varios kilómetros de altura, que presenta propiedades físicas prácticamente homogéneas, especialmente en cuanto a temperatura y humedad. Las masas de aire que se encuentran próximas, pero que difieren en sus características, no suelen mezclarse con facilidad y mantienen durante cierto tiempo límites invisibles, pero bien definidos. Precisamente, un frente —o superficie frontal— es la zona de discontinuidad que separa dos masas de aire con distintas propiedades de temperatura y humedad. Por ello, los frentes representan transiciones marcadas en las características del aire.

Aunque existen más tipos de frentes, nos referiremos a continuación a los dos más sencillos: los frentes cálidos y los frentes fríos.

Un frente cálido separa dos masas de aire (una caliente y otra fría); la más caliente se desliza por encima de la más fría y, en su ascenso, origina nubes de tipo estratiforme (figura 2). Por su parte, en un frente frío, la masa de aire frío empuja a la más cálida y la obliga a ascender rápidamente, generando de esta forma nubes de desarrollo vertical (cúmulos).

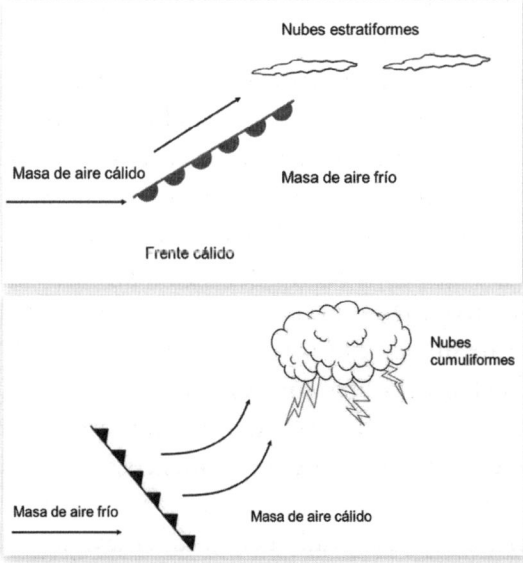

Figura 2: Formación de un frente cálido y un frente frío. Los frentes cálidos suelen representarse en los mapas del tiempo con una línea de semiesferas, y los frentes fríos, con una línea de triángulos.

Más adelante (capítulo 3), veremos en detalle la importancia que tienen este tipo de frentes fríos para explicar la capacidad de los seres vivos de percibir y anticipar los cambios de tiempo a grandes distancias, mucho antes de su llegada al lugar en el que se encuentran.

Asimismo, en los próximos capítulos exploraremos la importancia fundamental de los frentes y de la inestabilidad atmosférica en el desarrollo de determinadas dolencias o estados anímicos, los cuales suelen aliviarse tras su paso, dejando en general una sensación de bienestar. Las personas más sensibles, que padecen lo que se conoce como «meteoropatías», pueden experimentar ansiedad o nerviosismo sin una causa aparente. Se intensifican dolores de cabeza, enfermedades reumáticas, molestias en cicatrices y fracturas antiguas, así como episodios epilépticos e incluso infartos. Además, se observan picos en la cantidad de nacimientos y fallecimientos, influenciados no solo por las condiciones atmosféricas, sino también por factores extraplanetarios —como las erupciones solares y las radiaciones cósmicas— que provocan alteraciones geomagnéticas asociadas (como se analizará en los capítulos 8 y 9).

De igual manera, estos efectos se reflejan en el estado emocional, generando sentimientos de euforia, depresión o irritabilidad, lo que repercute en una mayor o menor eficiencia y rendimiento laboral. Por esta razón, las condiciones meteorológicas y los distintos estados del tiempo adquieren una relevancia considerable también en la productividad de las empresas y, en consecuencia, en la economía de los países (Mackensen *et al.*, 2005).

2.1.3 El viento

El viento suele estar asociado a las situaciones de inestabilidad atmosférica y, dependiendo de su dirección y velocidad, así como de la temperatura y humedad del aire, influye en el estado mental y en la salud de las personas.

Los habitantes de cada región denominan con nombres específicos los tipos de viento que poseen unas características particulares. Algunos ejemplos son el cierzo en el Valle del Ebro, el levante en

Cádiz, la tramontana en el Ampurdán, el *sharaw* en Israel, el *chinook* en Canadá, el *harmattan* en la región subsahariana, el *foehn* en Suiza y Austria o el mistral en la Provenza francesa.

En el norte de España y el sur de Francia, a los vientos procedentes del sur se les achaca desasosiego y dolor de cabeza. El siroco del norte de África y el sur de Canarias es un viento seco y caluroso que provoca abatimiento, malestar y agobio.

El viento *foehn*, característico del norte de los Alpes, se asocia a alteraciones en la electricidad atmosférica y provoca algunas modificaciones en la conducta de las personas: irritabilidad, falta de concentración, dolor de cabeza, accidentes de tráfico, peleas callejeras y discusiones laborales y familiares (Martínez-Carpio, 2003).

El conocido como «efecto *foehn*» debe su nombre a un tipo particular de viento que se produce cuando una masa de aire encuentra una barrera montañosa —como una cordillera o una sierra— y se ve obligada a ascender. Durante el ascenso, el aire se enfría y el vapor de agua que contiene se condensa, dando lugar a precipitaciones. Al cruzar la cima e iniciar el descenso por la ladera opuesta, el aire ya ha perdido gran parte de su humedad, convirtiéndose en una masa cálida y seca. Por ello, la ladera de barlovento, donde se produce la lluvia, presenta un ambiente húmedo y vegetación abundante, mientras que la vertiente de sotavento es más seca, con un tiempo generalmente despejado y cálido.

Este contraste entre laderas con condiciones opuestas de humedad es común en muchas zonas montañosas, y se ve reforzado por la orientación geográfica: en el hemisferio norte, las laderas orientadas al norte (umbrías) suelen ser más húmedas y menos soleadas que las orientadas al sur (solanas), mientras que en el hemisferio sur sucede lo contrario.

2.1.4 La tormenta y la lluvia

La tormenta puede generar angustia en personas que han tenido experiencias negativas previas, especialmente durante la infancia. Suele ocurrir tras un episodio de bochorno y, al finalizar, produce una especie de liberación física y emocional. En capítulos posteriores veremos la relevancia de las tormentas —particularmente las asociadas a frentes fríos— en la generación de radiaciones electromagnéticas en la atmósfera y, en consecuencia, en la capacidad de prever cambios meteorológicos por parte de personas y animales sensibles a estos fenómenos.

Por su parte, la lluvia tiende a favorecer el decaimiento anímico y evoca en muchas personas sentimientos de nostalgia al activar recuerdos del pasado. Entre sus efectos materiales destacan el aumento de accidentes de tráfico en ciudades y carreteras, así como diversas molestias derivadas del desorden que puede causar.

2.1.5 La niebla

De la misma forma que la lluvia, a la niebla se le achaca generalmente un bajo estado de ánimo en personas aquejadas de cierta tendencia a la melancolía, así como numerosas dolencias reumáticas, posiblemente asociadas a la elevada humedad ambiental. También provoca situaciones de baja visibilidad, que pueden generar riesgos, especialmente para el tráfico rodado. En situaciones de niebla, las aves suelen sufrir un mayor riesgo de colisión con estructuras artificiales, como los aerogeneradores, los tendidos eléctricos y las antenas de telecomunicaciones.

2.2 La biometeorología: una disciplina puente de conocimientos

En 1997, Peter Höppe, investigador de la Universidad de Múnich, publicó en la revista científica *International Journal of Biometeorology* una revisión sobre el pasado, presente y futuro de la biometeorología humana (Höppe, 1997). Esta disciplina, considerada una rama de la ciencia estrechamente vinculada a la meteorología y a la medicina ambiental, estudia la influencia del ambiente atmosférico sobre el ser humano. Se trata de un campo fascinante por su carácter interdisciplinar, aunque también complejo y, en ocasiones, frustrante debido a su dificultad.

La biometeorología se desarrolló especialmente en Alemania, donde se describió cómo determinadas condiciones atmosféricas pueden desencadenar patrones específicos de síntomas, conocidos como «mctcoropatías» o hipersensibilidad al tiempo atmosférico. Esta disciplina, estrechamente relacionada con la ecología, analiza los efectos del entorno físico —y, en particular, de la atmósfera natural (temperatura, humedad, presión barométrica, velocidad del viento, ionización del aire, insolación, etc.)— sobre los organismos vivos (Da Luigi *et al.*, 2013).

A lo largo de diversas investigaciones en este campo, se han encontrado correlaciones entre ciertos estados del tiempo y la aparición o agravamiento de síntomas y enfermedades bajo condiciones meteorológicas específicas.

2.3 La meteoropatía: una extraña dolencia de etiología desconocida demasiado común en la población

El investigador W. J. Becker, del Departamento de Neurología del Hospital de Calgary (Canadá), publicó en 2010, en la revista científica *Cephalalgia*, un artículo editorial con un título muy elocuente: «Tiempo y migrañas: ¿pueden estar equivocados tantos pacientes?» (Becker, 2010).

Se denomina «meteoropatía» a cualquier trastorno psicoorgánico relacionado con los fenómenos meteorológicos (Martínez-Carpio, 2003). Se trata de un término que hace referencia a trastornos o patologías que se desencadenan, se activan o agravan ante determinadas condiciones meteorológicas concretas.

Cada vez se acumulan más evidencias de la interacción entre las variaciones periódicas de los factores meteorológicos y los sistemas biológicos. Un estudio epidemiológico sobre la prevalencia de síntomas de meteoropatía basado en encuestas reveló que en Alemania el 54 % de la población se considera de alguna manera sensible a las condiciones meteorológicas, mientras que en Canadá ese porcentaje alcanza el 61 % (Mackensen *et al.*, 2005).

La meteoropatía abarca un conjunto de síntomas y reacciones patológicas que se manifiestan ante cambios graduales o repentinos en las condiciones meteorológicas de una determinada región (Da Luigi *et al.*, 2013). En términos generales, una atmósfera estable, dominada por un anticiclón, se considera poco propensa a desencadenar meteoropatías, a diferencia de una atmósfera inestable, especialmente cuando se producen variaciones bruscas en los parámetros meteorológicos.

En Europa continental, después de un período de buen tiempo, cuando se aproxima una perturbación por el Atlántico (alrededor de 24-48 horas antes de la llegada de una borrasca), se manifiestan varios efectos en el organismo (ver capítulo 4). Las personas especialmente sensibles pueden mostrar un conjunto de síntomas que conforman el síndrome meteoropático, especialmente cuando cambian varios factores atmosféricos simultáneamente (Da Luigi *et al.*, 2013).

Algunos de los síntomas meteoropáticos más frecuentes son las alteraciones del estado anímico, debilidad, hipertensión, cefalea, dolores reumáticos, enfermedades cardiovasculares, artritis, hipertiroidismo, estrés, ansiedad, irritabilidad, alteraciones neurológicas, migrañas, crisis epilépticas, agudización del asma y variaciones de la glucemia, entre otros. Dichos síntomas duran uno o dos días, mientras se produce el cambio de tiempo en las condiciones locales, para regresar otra vez si se avecina un nuevo cambio. Cuando los cambios de tiempo se suceden, al parecer tiene lugar un proceso paulatino de adaptación y los síntomas disminuyen o desaparecen.

Estos problemas o síntomas meteoropáticos, aun a día de hoy, se achacan en su mayor parte a las variables atmosféricas más conocidas y medibles, como son la presión, el viento, la temperatura, la intensidad y duración de la luz, la humedad y una mayor concentración de iones positivos en la atmósfera. Pero existe otro factor causal, casi desconocido y extremadamente importante, que explicaremos detalladamente en el próximo capítulo.

Por otra parte, desde hace muchos años, se considera que las situaciones atmosféricas y los cambios meteorológicos tienen un impacto en el estado de ánimo y en el comportamiento que se superpone al provocado por los acontecimientos cotidianos de la vida de las personas (problemas o alegrías, éxitos o fracasos…). De esta manera, nuestro comportamiento es al menos en parte el resultado también de las características físicas del entorno, que estimulan o modulan nuestro organismo. La evidencia indica un patrón de activación alternante del sistema nervioso simpático y parasimpático que se corresponde con las condiciones meteorológicas cambiantes y, a su vez, provoca cambios conductuales secundarios (Persinger, 1980).

Las meteoropatías, que tienden a intensificarse con la proximidad de los cambios de tiempo, suelen manifestarse de forma más evidente y persistente en personas con ansiedad, depresión o trastornos neurológicos. En la actualidad, esta inestabilidad psicológica se ve agravada por el aumento de factores negativos en la vida cotidiana, como el estrés, la dificultad para acceder al mercado laboral, la intensa competencia y la contaminación atmosférica (Da Luigi *et al.*, 2013). Actualmente, existen cuestionarios específicos para validar la existencia de meteoropatías en las personas (Mazza *et al.*, 2012).

Curiosamente, los síntomas descritos en personas que sufren meteoropatía coinciden ampliamente con los observados en enfermos de electrohipersensibilidad (EHS), y esto, indudablemente, no es un hecho casual, como veremos más detalladamente en el capítulo 5.

Aunque siempre han existido personas meteorosensibles, la meteoropatía ha aumentado especialmente en los tiempos recientes, probablemente causada o acrecentada por la forma de vida moderna. Las personas de mediana edad (y principalmente las mujeres) parecen correr un mayor riesgo de convertirse en «meteorópatas». Pasar demasiado tiempo en el interior de edificios o en espacios climatizados reduce nuestra capacidad para hacer frente a los cambios de tiempo y a las condiciones atmosféricas en general. Las personas físicamente activas, que acostumbran a estar varias horas al día al aire libre, ni siquiera notan los cambios meteorológicos. Sin embargo, los mayores (especialmente aquellos que no salen al exterior) sienten y sufren cada cambio de tiempo, independientemente de que se produzca de forma gradual o repentina.

Se han identificado diversos tipos de meteoropatías y se ha observado un aumento en su frecuencia, especialmente en países donde predomina la sociedad de consumo y del bienestar. Este fenómeno se relaciona con una progresiva disminución de la resistencia del organismo y de la respuesta inmunológica (Balsamo *et al.*, 1992). Cada vez más personas experimentan los efectos de los cambios meteorológicos, lo que ha generado un creciente interés por el estudio y la comprensión de la meteoropatía.

Además de la implicación de los sistemas hormonales y los neurotransmisores, las observaciones clínicas sugieren que los estímulos ambientales —especialmente las variables físicas— pueden desempeñar un papel relevante en el complejo mecanismo patogénico que subyace a los trastornos psiquiátricos (Da Luigi *et al.*, 2013).

Martínez-Carpio (2003) sostiene que la influencia de los factores meteorológicos sobre los neurotransmisores cerebrales desempeña un papel crucial en la etiopatogenia de muchas meteoropatías. Asimismo, en el ámbito de la psicología, diversos estudios epidemiológicos han demostrado que, según el grado de meteorosensibilidad del individuo, los estados de ánimo, la percepción del dolor, las descompensaciones psiquiátricas, las tentativas de suicidio y ciertos comportamientos criminales pueden estar asociados a variables meteorológicas, modulando sus umbrales de expresión en mayor o menor medida.

Los patrones climáticos resultan de una interacción compleja entre múltiples variables meteorológicas, lo que dificulta su análisis. Hasta el momento, los métodos estadísticos convencionales no han demostrado ser suficientemente eficaces para estudiar estas relaciones. Sin embargo, hace unos años, un grupo de investigadores en Taiwán analizó por separado la relación temporal entre la aparición de cefaleas y diversas variables —como la presión atmosférica, la humedad, la temperatura y la velocidad del viento— bajo distintas condiciones meteorológicas, utilizando un novedoso enfoque estadístico (Yang *et al.*, 2011). Sus resultados revelaron que la aproximación de frentes fríos presentaba la correlación más significativa con los síntomas registrados, un hallazgo relevante que respalda la hipótesis que se desarrollará en el siguiente capítulo.

3
MENSAJEROS INVISIBLES: LOS *SFERICS*

n este capítulo, profundizaremos en el estudio del origen específico de los síntomas que preceden a los cambios meteorológicos, así como en la formulación de mecanismos plausibles que permitan una explicación científica de dichos fenómenos.

Los seres vivos estamos continuamente expuestos a la influencia de las radiaciones electromagnéticas naturales, que cubren una amplia gama de frecuencias y amplitudes. En la actualidad se ha constatado que, bajo determinadas situaciones atmosféricas (o «tipos de tiempo»), se generan impulsos electromagnéticos de muy corta duración y gran capacidad de propagación, a partir de las descargas eléctricas de la atmósfera (conocidas comúnmente como rayos) durante las tormentas eléctricas. Estos impulsos de radiación electromagnética generados por los rayos se han denominado *atmospherics*, *VLF-atmospherics* o *VLF-sferics*, y en adelante los llamaremos resumidamente *sferics*, ya que este ha sido el término más comúnmente aceptado y utilizado en la bibliografía científica internacional. Los *sferics* pueden ser detectados y registrados mediante dispositivos receptores especializados.

Los *sferics* se originan a partir de las enormes diferencias de voltaje generadas por el intercambio de cargas eléctricas entre nubes; entre las nubes y las partículas atmosféricas, o entre las nubes y la superficie terrestre o marina. Cuando esta diferencia de potencial alcanza niveles suficientemente altos y, simultáneamente, la conductividad atmosférica aumenta —especialmente durante las tormentas—, se crean las condiciones propicias para la generación de descargas eléctricas. Estas descargas, conocidas como «rayos», actúan como un mecanismo de neutralización, transfiriendo la carga eléctrica de forma súbita y generando corrientes de gran intensidad.

Las ondas electromagnéticas generadas por los rayos (*sferics*) se reflejan tanto en la ionosfera inferior como en la superficie terrestre, propagándose a través de la atmósfera. Esta propagación ocurre dentro del espacio comprendido entre la Tierra y la ionosfera, el cual actúa como una guía natural para las ondas electromagnéticas —una especie de «autopista» que facilita su desplazamiento—, como se explicará con mayor detalle en el capítulo 4.

Desde el punto de vista meteorológico, las variaciones en la recepción de ondas electromagnéticas generadas por descargas atmosféricas —detectadas mediante receptores adecuados, como antenas— pueden actuar como predictores tempranos de futuros cambios meteorológicos en una región específica. Esto es especialmente útil cuando aún no se han manifestado otros indicadores convencionales, como variaciones en la temperatura, la presión atmosférica o la humedad. Esta capacidad predictiva se debe al hecho de que los frentes meteorológicos se desplazan a velocidades del orden de decenas de kilómetros por hora, mientras que los *sferics* asociados a ellos viajan a la velocidad de la luz, permitiendo que estos impulsos electromagnéticos lleguen con mucha antelación al área afectada.

Estas radiaciones electromagnéticas inciden tanto en el medio ambiente inanimado como en los seres vivos. Por ello, además de ser indicadores de la actividad de las tormentas eléctricas, los impulsos electromagnéticos generados por los rayos pueden ser percibidos por animales, incluidos los humanos. Se considera que estos impulsos actúan como desencadenantes de cambios en el bienestar somático y emocional, fenómeno conocido como «sensibilidad climática» o «meteoropatía» (Schienle *et al.*, 2006; Da Luigi *et al.*, 2013).

3.1 Autores pioneros

Los alemanes Hans Baumer y Walter Sönning, dos grandes especialistas en la materia, publicaron en 2002 un libro que revisa los conocimientos científicos de una disciplina desarrollada durante el siglo XX, fundamentalmente en Alemania, y está dedicado específicamente a los *sferics* de origen natural generados en la atmósfera, a sus efectos sobre los seres vivos y a su utilidad como predictores meteorológicos (Baumer y Sönning, 2002). Dichos autores explican de forma concisa los resultados de sus investigaciones entre 1978 y 1996, que están documentadas en más de cincuenta publicaciones científicas especializadas, y tratan ampliamente las implicaciones de los pulsos de baja frecuencia y su repercusión biológica. Además, hacen una llamada de atención sobre la necesidad imperiosa de los trabajos interdisciplinares que deben incluir investigadores especializados en neurología, fisiología cerebral, bioquímica, biología molecular y biofísica, lo que consideran fundamental para estudiar en profundidad la influencia de la meteorología sobre los sistemas biológicos.

Aunque la evidencia de los efectos fisiológicos y orgánicos de los *sferics* sobre los seres vivos fue confirmándose a lo largo de todas sus investigaciones, esta aún no ha sido reconocida ni asumida por la llamada «doctrina oficial». Según explican los propios autores, esto se debe a una especie de inercia científica y a la tendencia habitual de centrar los estudios en los parámetros meteorológicos convencionales, más conocidos, accesibles y fácilmente medibles, como ya se mencionó anteriormente. En este sentido, Baumer y Sönning sostienen que el factor «biotrópico» o «bioactivo» —cuya existencia ha sido largamente buscada en la relación entre los organismos vivos y el entorno atmosférico— no se encuentra en ninguno de los factores atmosféricos tradicionales, sino en los *sferics*, es decir, en los impulsos electromagnéticos naturales generados en la atmósfera (véase figura 3).

Como veremos en detalle más adelante, los *sferics* contienen la información suficiente para activar los potenciales de acción del sistema nervioso, modificando la permeabilidad y con ello la entrada o salida de determinados iones en las membranas celulares.

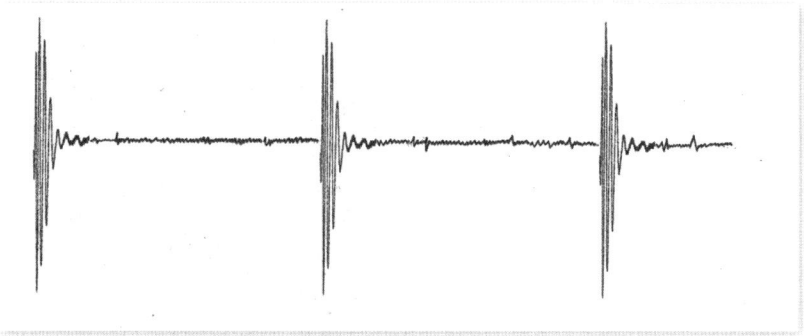

Figura 3: Representación de la forma de onda de los sferics *típicos con los pulsos de baja frecuencia.*

Los investigadores alemanes explican, además, que los *sferics* pueden tener efectos opuestos o antagónicos sobre los seres vivos, dependiendo de su frecuencia —particularmente en el rango de 10 kHz frente a 28 kHz—. Esta variabilidad podría explicar la abundancia de ejemplos documentados en la literatura científica sobre efectos contradictorios de los pulsos electromagnéticos de baja frecuencia en organismos vivos, observados en experimentos de laboratorio (Brezowsky, 1965; Persinger, 1974).

3.2 La trascendencia de los *sferics*

Los cambios meteorológicos comienzan a gestarse a cientos de kilómetros de un lugar determinado y, por lo general, solo se manifiestan de forma evidente en las condiciones atmosféricas locales poco antes de producirse. Estos cambios afectan en primer término a las capas superiores de la atmósfera. No obstante, entre 48 y 72 horas antes de la llegada de un frente, ya pueden detectarse ciertas señales electromagnéticas invisibles —los *sferics*— que anuncian su proximidad. Estas señales llegan con antelación porque viajan a la velocidad de la luz, lo que permite utilizarlas como predictores meteorológicos anticipados.

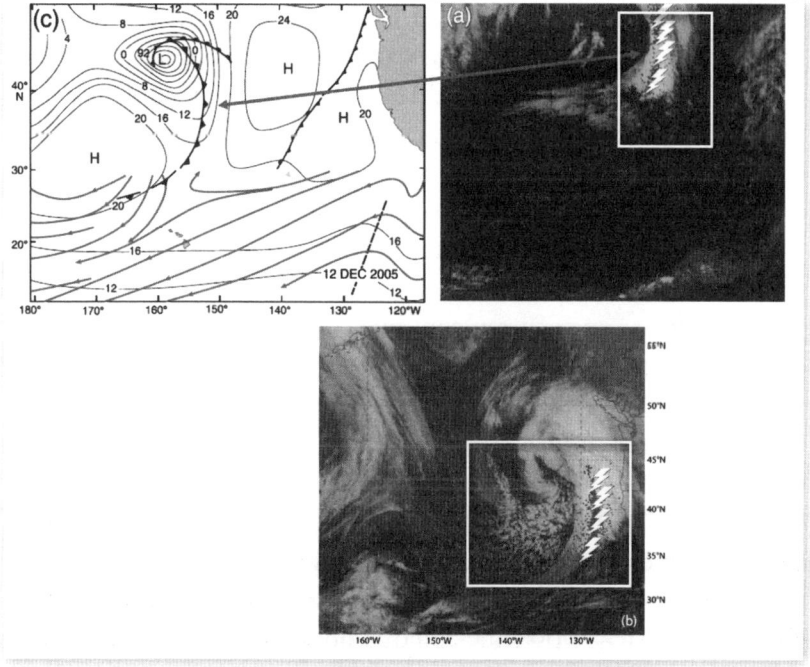

Figura 4: Asociación de borrascas y frentes fríos con una mayor abundancia de tormentas y rayos (en los recuadros). Imágenes tomadas de Pessi y Businger (2009), con autorización expresa de los autores.

La aproximación de los frentes —y, en particular, de los frentes fríos, en los que se concentra el mayor número de tormentas— está asociada a una auténtica invasión de *sferics* en la atmósfera, como si se tratara de la llegada de un batallón invisible.

En las regiones en las que se originan los frentes fríos y cálidos, se crean corrientes de aire turbulentas con componentes horizontales y verticales, generados termodinámicamente. La mayor parte de la actividad de los rayos está asociada con tormentas, y concretamente con la convección a lo largo de los frentes fríos (figura 4). Aquí es, en esencia, donde se originan los impulsos de radiación electromagnética natural de la atmósfera (*sferics*). Los sistemas frontales y las masas de aire en movimiento transmiten esas señales en el rango aproximado entre 1 kHz y 100 kHz (VLF: muy baja frecuencia) que están pulsadas (como en ráfagas, ver figura 3) en el rango ELF (extremadamente baja frecuencia), a una frecuencia media de 7,5 Hz. Por lo tanto, las tormentas eléctricas asociadas a esos frentes producen *sferics* que viajan a la velocidad de la luz. Estos pulsos electromagnéticos naturales se pueden escuchar fácilmente en los aparatos de radio como bruscas interferencias, puesto que existe cierto solapamiento de su frecuencia con las ondas de radio de origen tecnológico.

Las señales ELF naturales de la atmósfera provienen de la energía electromagnética liberada por los miles de tormentas —y los rayos asociados— que ocurren continuamente en todo el planeta. Esta energía se canaliza alrededor de la Tierra y se propaga en el espacio comprendido entre la superficie terrestre y la ionosfera (véase el capítulo 4), de forma similar a como lo hacen las ondas de radio de origen tecnológico. El resultado de este «ruido de fondo» electromagnético continuo, generado por la rápida propagación de las oscilaciones inducidas por las descargas de miles de rayos, produce una resonancia global conocida como «resonancia de Schumann», en honor al investigador que la descubrió. Su frecuencia fundamental es de 7,8 Hz, con armónicos en 14,1; 20,3; 26,4, y 32,5 Hz. Todos los seres vivos de la Tierra están adaptados a estas frecuencias, lo que les confiere una gran relevancia biológica, como se analizará más adelante (capítulo 5).

Considerando que los *sferics* se propagan desde un frente meteorológico a la velocidad de la luz y que viajan cientos o miles de kilómetros, estas señales funcionan como un código meteorológico claramente reconocible para los animales que poseen los sistemas de recepción adecuados, pudiendo de esta manera pronosticar el tiempo que se aproxima, gracias al volumen de impulsos eléctricos percibidos mucho antes de la llegada del cambio de tiempo (antes de que varíen los factores convencionales). Diferentes formas de vida, como los insectos, anfibios y aves, reaccionan ante estos impulsos electromagnéticos originados por la actividad de la atmósfera. Al recibir y analizar la frecuencia de estos «códigos del tiempo», que funcionan como auténticas señales de aviso de cambios meteorológicos o de la aproximación de tormentas, pueden refugiarse o volar para esquivarlas con anticipación suficiente, lo que representa una eficaz estrategia biológica (Warnke, 2007).

Es de sobra conocida la especial sensibilidad de las abejas a los cambios meteorológicos, basada principalmente en la información electromagnética. Los mamíferos y los seres humanos somos también sensibles a los cambios de tiempo, gracias a la posibilidad de percibir de forma inadvertida o inconsciente estos impulsos electromagnéticos (*sferics*).

La relación entre los cambios de tiempo y los dolores reumáticos es la más frecuente, debido a los numerosos casos reconocidos por la sociedad. Muchas personas aquejadas de dolores de reuma pronostican alteraciones atmosféricas cuando sus dolores se intensifican. Pero, además, el tiempo frontal influye en el estado emocional: a medida que se aproxima, muchas personas se sienten perturbadas, inquietas o de mal humor. A pesar de las dificultades metodológicas inherentes a los estudios estadísticos y epidemiológicos basados en cuestionarios, la percepción de los cambios de tiempo por parte de los pacientes constituye una certeza difícil de rebatir (Becker, 2011).

Numerosos investigadores han analizado la asociación entre las radiaciones atmosféricas y diversos trastornos de la salud; entre ellos, ciertos tipos de cefaleas, dolencias articulares, ataques epilépticos, estados depresivos e incluso fenómenos más graves, como el aumento en las tasas de suicidio. Son muchos los pacientes que experimentan crisis más o menos intensas con la aproximación de frentes meteorológicos, lo que sugiere una sensibilidad particular del organismo a los cambios en el entorno electromagnético de la atmósfera.

El dolor asociado a miembros amputados y a lesiones cerebrales también ha sido relacionado con la presencia de *sferics*, tanto en estudios de laboratorio como en observaciones en la naturaleza. El trabajo pionero del investigador alemán Reinhold Reiter incluye referencias a la agravación de diversas patologías —como el asma bronquial, trastornos circulatorios y cardíacos, insomnio, cefaleas, glaucoma, convulsiones biliares y urinarias, infartos de miocardio y accidentes cerebrovasculares— correlacionadas con la actividad de los *sferics* (Reiter, 1960). Reiter sostiene que los *sferics* son buenos indicadores de cambios meteorológicos y de inestabilidades troposféricas (la troposfera es la capa inferior de la atmósfera terrestre, en contacto con la superficie del planeta; tiene un espesor aproximado de 10 kilómetros, y es en ella donde se desarrollan todos los procesos meteorológicos). En uno de sus estudios, Reiter registró la frecuencia de cefaleas en 120 pacientes durante un período de doscientos días, y encontró una correlación significativa entre la intensidad del dolor y la cantidad de impulsos electromagnéticos presentes en la atmósfera. Además, observó una relación estadísticamente relevante entre la actividad de las ondas electromagnéticas de muy baja frecuencia (ELF) y el promedio de los tiempos de reacción en personas expuestas (citado por Warnke, 2007).

La aproximación de un frente frío, acompañada de una gran inestabilidad atmosférica, ocasiona un aumento considerable de ataques epilépticos (Baumer y Sönning, 2002). Los pacientes aquejados de dolores en cicatrices perciben su aproximación de modo recurrente. Las embolias, los accidentes cerebrovasculares y los infartos de miocardio son también más frecuentes ante la llegada de los frentes (Kveton, 1991).

Se ha documentado una correlación positiva entre la actividad de los *sferics* —tanto en términos del número de pulsos por minuto como de la intensidad de los impulsos registrados— y la aparición de trastornos del sueño, errores en tareas que requieren concentración, así como alteraciones en los ritmos de las ondas alfa y beta del electroencefalograma (EEG). Estos efectos pueden observarse incluso a grandes distancias, de hasta miles de kilómetros, respecto al lugar donde se originan las tormentas eléctricas. Se estima que entre el 30 % y el 78 % de las personas que padecen cefaleas muestran sensibilidad a los cambios atmosféricos, y más específicamente a la intensidad y frecuencia de las descargas eléctricas detectadas por minuto. Esta relación presenta una conexión estadísticamente significativa (Walach *et al.*, 2001).

En un estudio realizado por medio de encuestas, el 54 % de los alemanes y el 61 % de los canadienses informaron de que su salud se vio afectada por las condiciones meteorológicas (Von Mackensen *et al.*, 2005). Los síntomas más frecuentes en la población alemana fueron dolor de cabeza/migraña (61 %), apatía (47 %), trastornos del sueño (46 %), fatiga (42 %), dolor en las articulaciones (40 %), irritación (31 %), depresión (27 %), vértigo (26 %), problemas de concentración (26 %) y dolor en cicatrices (23 %) (Von Mackensen *et al.*, 2005).

La actividad de los *sferics* se ha correlacionado significativamente con la ocurrencia de migrañas, de forma que el 59 % de las mujeres notifican padecer dolores de cabeza antes de un cambio de tiempo (Vaitl *et al.*, 2001). Esta correlación de los dolores de cabeza tipo migraña con los rayos ha sido confirmada recientemente (Martin *et al.*, 2013).

Además, se ha demostrado que los pulsos electromagnéticos generados artificialmente en laboratorio, cuando poseen características similares a las descargas atmosféricas (*sferics*), afectan al electroencefalograma (EEG) de las personas, especialmente en las bandas alfa (8-13 Hz) y beta (13-30 Hz). Las personas con una mayor sensibilidad meteoropática y un dolor notablemente mayor, en intensidad y duración, mostraron cambios en el EEG prolongados y percibieron dicha exposición artificial como más agotadora y emocionalmente angustiante (Schienle *et al.*, 2001).

Por otra parte, las oscilaciones electromagnéticas generadas por el intercambio de cargas eléctricas en las regiones frontales de la atmósfera (*sferics*) producen un incremento considerable en la adhesión plaquetaria. Se ha observado que las personas con inestabilidad mental son más vulnerables a estos cambios en la adhesividad de las plaquetas que aquellas con mayor estabilidad emocional. En un estudio de laboratorio controlado, se midió la adhesión de trombocitos utilizando un simulador de *sferics*. Los resultados mostraron un aumento altamente significativo ($p < 0,0005$) en la adhesividad plaquetaria cuando se aplicó una frecuencia portadora de 10 kHz con una frecuencia de repetición de impulsos de 10 Hz (equivalente a 10 pulsos por segundo, dentro del rango de la «ventana» biológicamente activa). En contraste, la adhesividad de las plaquetas disminuyó cuando la frecuencia de repetición de impulsos fue de 2,5 Hz o 20 Hz (Jacobi *et al.*, 1977).

3.3 Modo de actuación de los *sferics* sobre las células vivas

Hasta ahora, hemos visto que las descargas eléctricas que ocurren durante las tormentas generan impulsos electromagnéticos denominados *sferics*, los cuales pueden ser detectados de forma inadvertida por personas y animales a considerable distancia de los frentes fríos, manifestándose a través de diversos síntomas. Sin embargo, hasta hace poco tiempo no se había identificado un mecanismo biofísico que explicara cómo estos *sferics* producen sus efectos biológicos.

En 2017, el investigador griego Dimitris Panagopoulos y el autor de este libro publicamos en la revista científica *Science of the Total Environment* un trabajo en el que proponíamos por primera vez una explicación plausible sobre los mecanismos biofísicos subyacentes a la capacidad de detección de las descargas atmosféricas (*sferics*) por parte de los organismos vivos, y más específicamente por los humanos (Panagopoulos y Balmori, 2017).

Como sabemos, los *sferics* son pulsos electromagnéticos parcialmente polarizados con una señal portadora oscilante en la banda de muy baja frecuencia (VLF), con una frecuencia de repetición de pulsos en la banda de frecuencia extremadamente baja (ELF). Su intensidad de ELF puede alcanzar unos 0,5 V/m a una distancia aproximada de 1000 km del rayo. La mayoría de los canales de cationes ($Ca+2$, K+, Na+, etc.) existentes en las membranas de todas las células animales se abren y cierran, dependiendo de los cambios que se producen en la diferencia de potencial existente entre el interior y el exterior de la célula, y son, por tanto, «electrosensibles» (Alberts *et al.*, 1994). Según el mecanismo biofísico propuesto para la actuación de los campos eléctricos oscilantes sobre las células (Panagopoulos *et al.*, 2000), los campos electromagnéticos ELF polarizados, de intensidades incluso inferiores a 0,1-1 mV/m, pueden interrumpir el equilibrio y la función electroquímica de cualquier célula viva, mediante la activación irregular de los canales iónicos electrosensibles presentes en las membranas celulares, y así iniciar una variedad de síntomas y problemas de salud (Panagopoulos *et al.*, 2025). (Para una explicación más completa, ver también el epígrafe 8.2).

La mayor sensibilidad de los seres vivos a los campos electromagnéticos pulsados de baja frecuencia (ELF) se explica por la física y biología de los canales de cationes dependientes del potencial eléctrico en las membranas celulares. Estas ondas tienen una mayor capacidad para cerrar de forma irregular dichos canales, lo que altera el equilibrio electroquímico tanto a nivel celular como en el organismo en su conjunto.

Los *sferics* viajan largas distancias a la velocidad de la luz con una atenuación pequeña, especialmente en la banda de baja frecuencia (ELF). ¿Es posible entonces que los *sferics*, parcialmente polarizados, puedan ser detectados por los organismos vivos a miles de kilómetros de distancia de una tormenta eléctrica? La respuesta parece ser absolutamente positiva (Panagopoulos y Balmori, 2017).

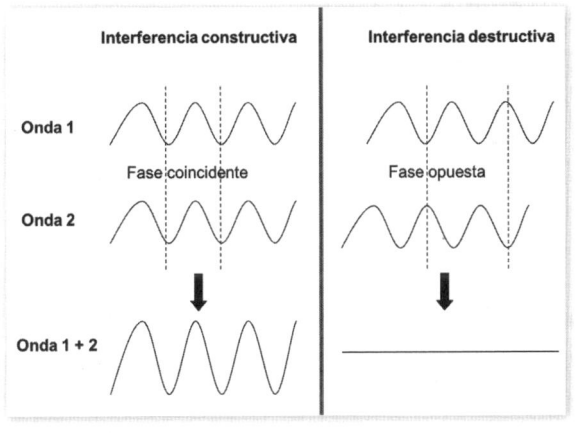

Figura 5: Explicación de la interferencia constructiva y destructiva dependiente de la fase coincidente u opuesta respectivamente de dos ondas.

Por otra parte, las descargas atmosféricas simultáneas de características similares pueden crear fenómenos de construcción momentánea (interferencias o acoplamientos), y en esos puntos los organismos vivos estarán expuestos momentáneamente a intensidades más elevadas que las procedentes de descargas únicas (figura 5).

Previamente, Panagopoulos, Johansson, y Carlo (2015) publicaron en la importante revista *Scientific reports* un artículo en el que explicaban que la polarización es la diferencia clave entre los campos electromagnéticos artificiales —creados por el hombre— (polarizados) y los naturales (que no suelen estar polarizados), y esa propiedad (figura 6) es la que provoca la actividad biológica de las radiaciones «tecnológicas» (ver el capítulo 5). Sin embargo, a pesar de que los *sferics* son descargas naturales de la atmósfera, se trata de pulsos electromagnéticos parcialmente polarizados que poseen una adecuada intensidad, pudiendo causar efectos biológicos principalmente en la banda ELF (Panagopoulos y Balmori, 2017) y llegando a generar los mismos efectos sobre la salud de las personas que los pulsos electromagnéticos de origen antropogénico (ver el capítulo 5).

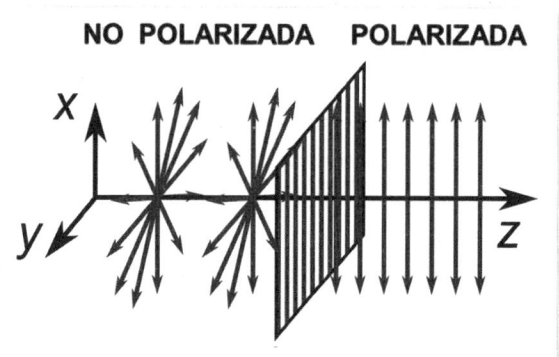

Figura 6: Ondas polarizadas: al atravesar el polarizador, la onda pasa de vibrar en todas las direcciones del espacio a hacerlo en una sola dirección.

Si la hipótesis que manejamos es correcta, la meteoropatía (sensibilidad a los cambios meteorológicos) y la EHS (electrohipersensibilidad) serían las dos caras del mismo problema. La primera (meteoropatía) tendría su origen en las radiaciones electromagnéticas naturales, y la segunda (electrohipersensibilidad), en las radiaciones artificiales, tecnológicas o antropogénicas. De esta forma, el problema resulta convergente, y las personas EHS serían sensibles también a los *sferics* naturales, mientras que aquellas con meteoropatías serían también sensibles a los campos electromagnéticos tecnológicos. Y esto es precisamente lo que está sucediendo cada vez con mayor frecuencia en la realidad de nuestras ciudades y pueblos. En otras palabras, la meteoropatía sería en realidad un tipo de electrohipersensibilidad (EHS), pero, en este caso, provocada por factores atmosféricos naturales.

Recapitulando lo explicado hasta ahora, sabemos que los frentes fríos llevan especialmente asociadas tormentas severas y, por ende, son generadores de abundantes *sferics* (Vaitl *et al.*, 2001). Varios equipos de investigadores diferentes demostraron que los *sferics* provocan cefaleas y cambios en el electroencefalograma (EEG) (Shiencle *et al.*, 2001; Walach *et al.*, 2001). Es esperable, por tanto, que los frentes fríos tengan una correlación más fuerte con los síntomas de salud y la meteoropatía a través de los mecanismos biofísicos reseñados de acuerdo con nuestro trabajo (Panagopoulos y Balmori, 2017) (cambios iónicos entre el interior y el exterior de las células producidos por los *sferics*, al activar o desactivar los canales iónicos de las membranas celulares). Como indicamos en el capítulo 2, esto es precisamente lo que han verificado los investigadores de Taiwán (sin hacer alusión a los *sferics*), documentando una relación estrecha entre los frentes fríos y los dolores de cabeza (Yang *et al.*, 2011).

Por consiguiente, el motivo hasta ahora desconocido por el cual muchas personas experimentan dolores de cabeza y otros numerosos síntomas durante los cambios meteorológicos puede quedar finalmente explicado. Al vincular las diversas investigaciones publicadas, podemos concluir que los *sferics*, especialmente asociados a los frentes fríos, provocan dolores de cabeza, alteraciones en el EEG y otros síntomas. Esto es lo que intentaremos demostrar de forma empírica en el capítulo 4.

3.4 Efectos insospechados

Varios equipos de investigadores han notificado un incremento de la agresividad asociada a los cambios atmosféricos y han relacionado la siniestralidad con el paso de los frentes (Le Beau y Corcoran, 1990). Otros autores han vinculado los crímenes (Butke y Sheridan, 2010) y los picos de violencia doméstica (Auliciems y Di Bartolo, 1995) también con la meteorología.

Estas correlaciones encontradas por los diferentes autores probablemente se producen por el incremento en la irritabilidad ligada a los cambios de tiempo y a la llegada de los *sferics*, según indica Cherry (2002). Dicho investigador propuso que la reducción en la producción de melatonina provocada por las señales electromagnéticas generalmente induce un aumento en la serotonina, que se asocia con la vigilia, el estado de alerta, la ansiedad, la ira y la violencia, dependiendo del carácter de la persona y de sus circunstancias.

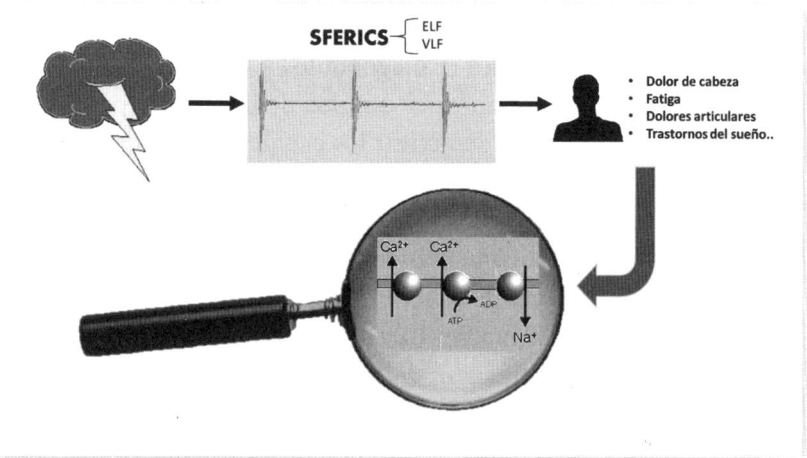

Figura 7: Los sferics, *asociados a los rayos que se producen especialmente en los frentes fríos, interfieren en el equilibrio y la función electroquímica de las membranas celulares y provocan dolores de cabeza, entre otros síntomas.*

Como consecuencia de sus efectos sobre la salud, el bienestar y la agresividad de las personas, los *sferics* pueden tener importantes repercusiones socioeconómicas. De hecho, el rendimiento en el trabajo diario también se ha correlacionado con la actividad diurna de los *sferics* (Warnke, 2007). Por todas estas razones, no deja de preocuparnos (y sorprendernos) que, sabiendo lo sensibles que somos a las sutiles radiaciones naturales, estemos saturando los espacios donde desarrollamos nuestra vida con innumerables y poderosas fuentes artificiales de radiación, como las ligadas a los nuevos sistemas de envío de información sin cable y a la telefonía móvil (ver capítulo 5).

4
DOLOR DE CABEZA
Y MAPAS
DEL TIEMPO

Como mencionamos en el capítulo anterior, diversos autores pioneros han planteado que los *sferics* podrían ser responsables de numerosas meteoropatías, tradicionalmente atribuidas —y aún hoy vinculadas— a parámetros atmosféricos convencionales, como la presión, la temperatura, la humedad o la insolación. También hemos observado que, ante la aproximación de cambios meteorológicos bruscos —especialmente frentes fríos—, la aparición de *sferics* coincide temporalmente con el inicio de los síntomas asociados a estas patologías.

En este capítulo daremos un paso más e intentaremos mostrar la posibilidad de relacionar un tipo de molestia característico de las personas meteorosensibles (el dolor de cabeza o cefalea) con los mapas del tiempo. Para ello escogimos a tres personas cercanas, caracterizadas por ser especialmente sensibles a los cambios de tiempo, e hicimos un seguimiento de sus episodios de dolor de cabeza durante cinco años, entre octubre de 2013 y noviembre de 2018. Con posterioridad a la recogida de datos (la anotación de las fechas en las que se produjeron dolores de cabeza), se revisaron y analizaron los mapas meteorológicos correspondientes. Los resultados encontrados se explican en los siguientes apartados.

4.1 Coincidencias en personas diferentes

A continuación, se presentan algunas de las situaciones atmosféricas (mapas del tiempo o diagramas de presión en superficie), consultadas *a posteriori*, que han estado asociadas con mayor frecuencia a estos episodios de dolor de cabeza en las personas investigadas. La información meteorológica que se ofrece se ha obtenido de Wetterzentrale[1], en cuya web se incluye el registro meteorológico oficial de cada día durante los últimos veinte años en Europa.

Para descartar otros posibles factores desencadenantes del dolor de cabeza —como el estrés, una alimentación inadecuada o alguna enfermedad—, se seleccionaron únicamente aquellos episodios en los que las tres personas estudiadas presentaron cefalea de forma simultánea o en días consecutivos.

En primer lugar, se analiza un cuadro en el que los tres sujetos observados coincidieron con dolor de cabeza al mismo tiempo. El día 7 de octubre de 2013, dos frentes fríos consecutivos se acercan por el Atlántico. El día 8 de octubre las tres personas se encuentran con dolor de cabeza. El día 9 de octubre desaparece el dolor de cabeza, mientras el frente frío se interna en el continente por Francia (mapa 1).

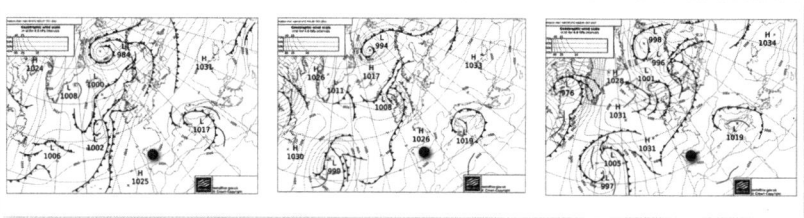

Mapa 1: Diagramas de presión en superficie de los días 7, 8 y 9 de octubre de 2013. El punto negro indica la ubicación aproximada de las personas estudiadas (Valladolid, España).

---

1   http://www.wetterzentrale.de/reanalysis.
    php?jaar=2017&maand=10&dag=5&uur=000&var=45&map=1&model=bra.

A continuación, se analizan cuatro episodios diferentes en los que los tres padecieron dolor de cabeza en días consecutivos.

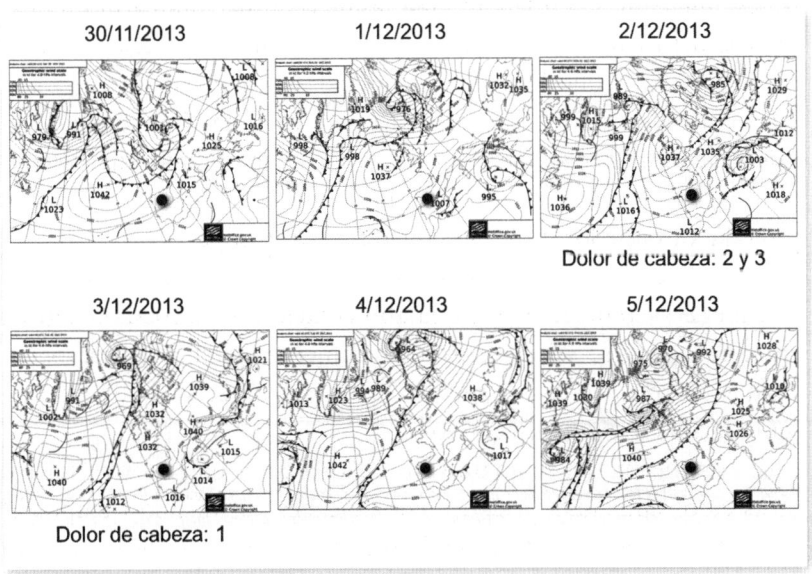

Mapa 2: Diagramas de presión en superficie de los días indicados. El 2 de diciembre de 2013, padecen dolor de cabeza las personas 2 y 3. Al día siguiente, sufre dolor de cabeza la persona 1. El 4 y 5 de diciembre, no tiene dolor de cabeza ninguno de los tres. En los mapas puede comprobarse que, al mismo tiempo, un frente frío se aproxima por el Atlántico para desviarse posteriormente hacia el norte.

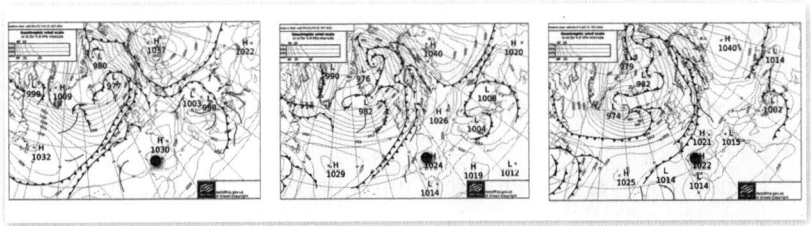

Mapa 3: Situación del 23, 24 y 25 de octubre de 2014. El día 23 de octubre, se aproximan hasta tres frentes fríos por el Atlántico. El 24, son dos frentes fríos, pero más próximos. El 25, el frente frío pasa de largo por encima de la península. Las tres personas padecen dolor de cabeza consecutivamente. El 23 de octubre lo sufren las personas 2 y 3. El 24, la persona 1. El día 25, ninguno de los tres sujetos tiene cefalea.

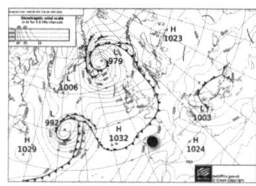 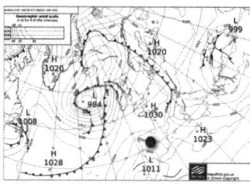 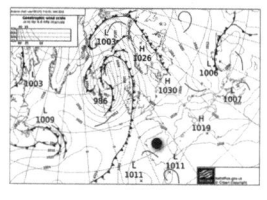

Mapa 4: Diagramas de presión en superficie de los días 3 al 5 de mayo de 2016. El día 3 de mayo, padece dolor de cabeza la persona 3; el 4, la persona 2, y el 5, la persona 1, en días consecutivos.

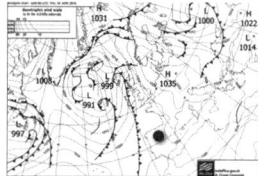 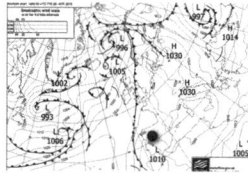 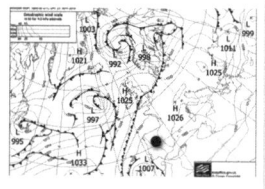

Mapa 5: Dos frentes fríos consecutivos se aproximan por el Atlántico entre los días 19 al 21 de abril de 2018. Las tres personas estudiadas padecen dolor de cabeza de manera consecutiva: el 19 de abril, la persona 2; el 20, la persona 3, y el 21, la persona 1.

La experiencia de los cinco años de seguimiento nos indica que los episodios de dolor de cabeza suelen coincidir con la aproximación de uno o varios frentes fríos por el Atlántico. En las situaciones de dolor de cabeza consecutivas de las tres personas estudiadas, se puede observar que la persona 1, con mucha frecuencia, padece dolor de cabeza un día después que las personas 2 y 3, y esto se ha repetido una y otra vez en el periodo analizado, coincidiendo siempre en ese mismo orden.

Es necesario resaltar en este punto que, en varias decenas de ocasiones, coincidieron dos de las tres personas con dolor de cabeza simultánea o consecutivamente, pero el elevado número de casos impide explicarlos en detalle. Sin embargo, a partir de la experiencia acumulada durante estos años, se presentan a continuación siete situaciones meteorológicas típicas, con varios frentes fríos consecutivos aproximándose por el Atlántico, que pueden ocasionar dolores de cabeza y otros síntomas en las personas meteorosensibles, anticipándose a la llegada de la borrasca a la península (mapas 6 al 12).

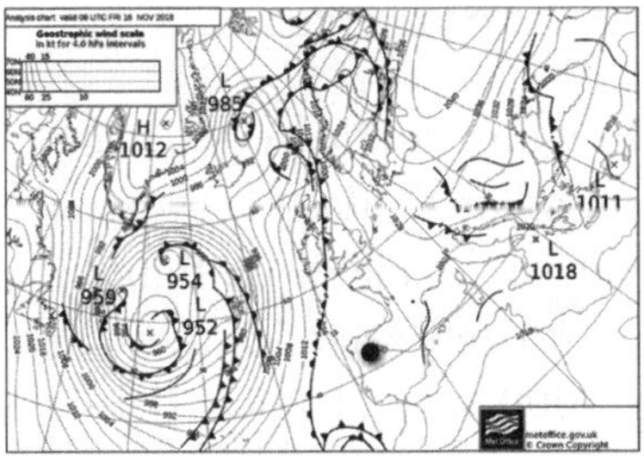

Mapa 6

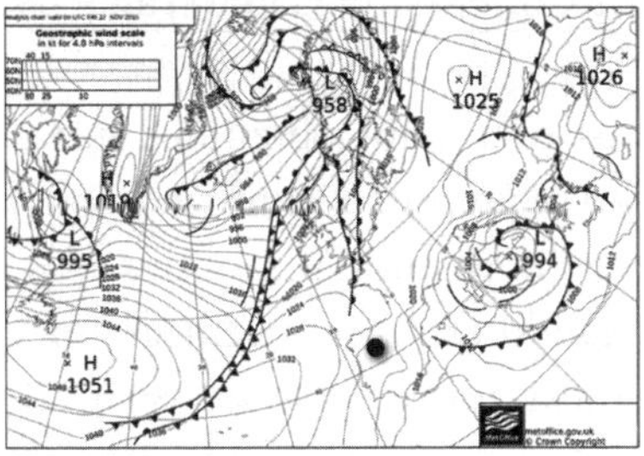

Mapa 7

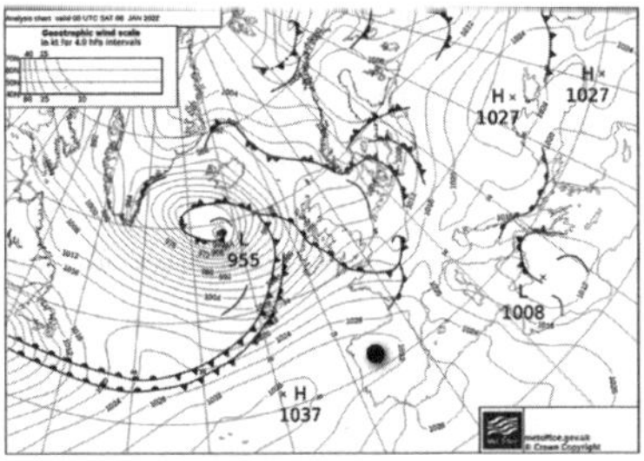

Mapa 8

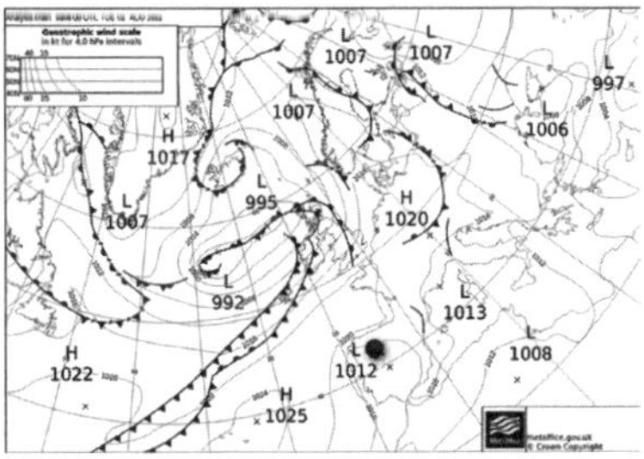

Mapa 9

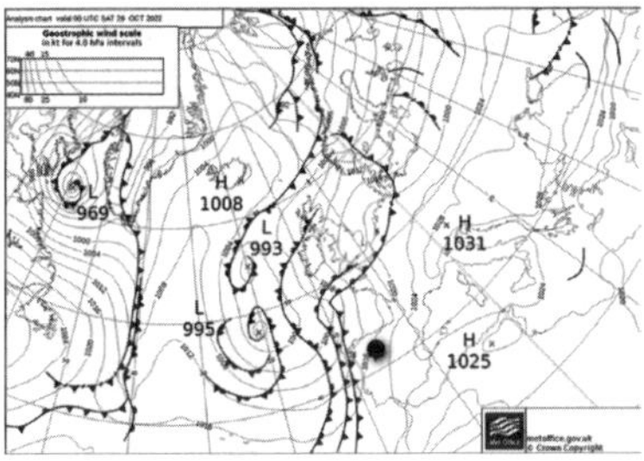

Mapa 10

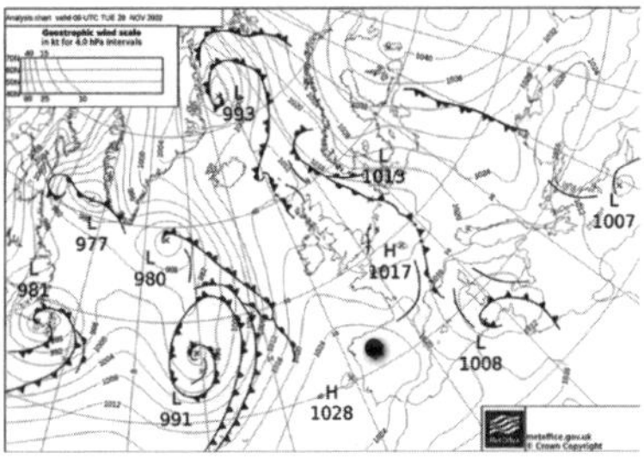

Mapa 11

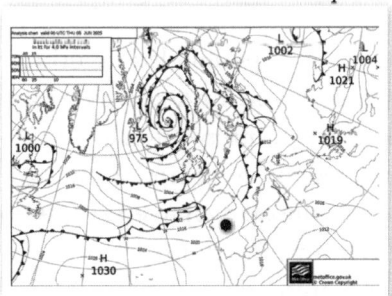

Mapa 12

4.2 Conclusiones generales del análisis efectuado

Los resultados obtenidos durante el seguimiento de estas tres personas permiten confirmar que los episodios de dolor de cabeza se presentan entre uno y tres días antes de la llegada de un frente frío, cuando este se encuentra aún sobre el océano Atlántico, a una distancia aproximada de entre 2000 y 1000 km. El inicio del dolor suele producirse durante las horas nocturnas, prolongándose con frecuencia parte del día siguiente y, en algunos casos, durante varios días consecutivos. Estos episodios estarían relacionados, por tanto, con la llegada de *sferics* generados por descargas eléctricas (rayos) en frentes fríos localizados sobre el Atlántico que se desplazan en dirección a la península ibérica.

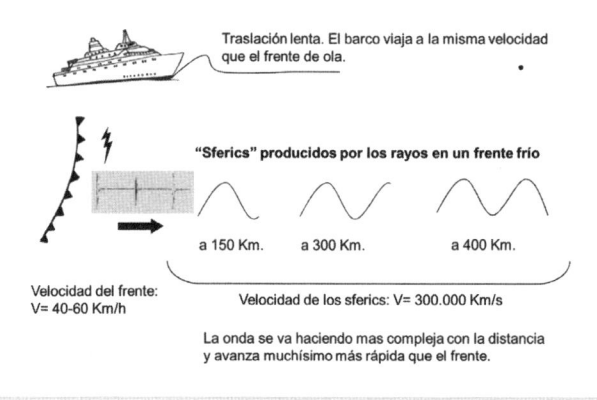

Traslación lenta. El barco viaja a la misma velocidad que el frente de ola.

"Sferics" producidos por los rayos en un frente frío

a 150 Km.   a 300 Km.   a 400 Km.

Velocidad del frente:
V= 40-60 Km/h

Velocidad de los sferics: V= 300.000 Km/s

La onda se va haciendo mas compleja con la distancia y avanza muchísimo más rápida que el frente.

Figura 8: Comparativa de la velocidad de traslación de la ola frontal producida por un barco con la velocidad de la luz a la que se propagan los sferics procedentes de las descargas eléctricas a partir de un frente frío.

A partir de estos resultados, se plantea la posibilidad de utilizar los mapas meteorológicos predictivos para anticipar, con cierta antelación, la aparición de dolores de cabeza u otros síntomas meteoropáticos en personas sensibles a los cambios de tiempo. Esta capacidad predictiva podría tener un notable impacto tanto en el ámbito sanitario como en el económico. Inversamente, la aparición de determinados síntomas en personas meteorosensibles también podría servir como indicio temprano de un cambio de tiempo, permitiendo prever la aproximación de frentes fríos hacia la península ibérica. Esta capacidad de anticipación estaría vinculada a la llegada de los *sferics*, ya que, a diferencia de los factores meteorológicos convencionales —como la presión, la temperatura o la humedad—, que solo se manifiestan con la llegada del frente o la masa de aire, los *sferics* viajan a la velocidad de la luz y pueden detectarse con anterioridad (figura 8).

4.3 Nuevas preguntas y algunas posibles respuestas

Durante el proceso de investigación de un problema nuevo, es habitual que, al tiempo que se resuelven algunas de las cuestiones inicialmente planteadas, surjan nuevas preguntas inesperadas. Este fenómeno pone de manifiesto la complejidad imprevisible y profundamente entrelazada de los fenómenos, especialmente aquellos que afectan a los seres vivos y a la naturaleza.

¿Pueden existir razones físicas desconocidas que expliquen algunas de las observaciones y cuestiones planteadas? Afortunadamente, desde el conocimiento científico actual, existen ya algunas respuestas para estas preguntas.

4.3.1 ¿Por qué el dolor de cabeza (u otros síntomas) empieza especialmente por la noche?

La propagación de los *sferics* es más eficiente durante la noche y sobre el océano. Diversos estudios atribuyen las reacciones que ocurren mientras dormimos a la radiación de ondas electromagnéticas de baja frecuencia (ELF) y de muy baja frecuencia (VLF), características del periodo nocturno. Se ha observado que la frecuencia de emisiones VLF originadas por descargas eléctricas (rayos) presenta un pico alrededor de la medianoche (Asada *et al.*, 2001).

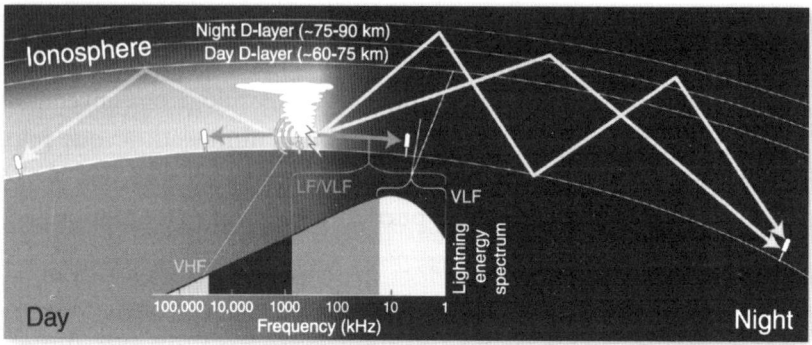

Figura 9: Diagrama esquemático de la guía de ondas entre la superficie de la Tierra y la ionosfera que permite que las emisiones de muy baja frecuencia (VLF 3-30 kHz) de las tormentas eléctricas (sferics) se propaguen a miles de kilómetros por medio de reflexiones. La mejor propagación se produce sobre el océano por la noche (mitad derecha de la figura). Imagen tomada de Pessi et al. (2009), con autorización expresa de los autores.

Este fenómeno se debe a los cambios que se producen por la noche en las condiciones de la guía de ondas —la región entre la superficie terrestre y la ionosfera—, que favorecen la transmisión de los *sferics* (Schienle *et al.*, 2001). Concretamente, durante las horas nocturnas, la ausencia de radiación solar en el hemisferio no iluminado impide la ionización de la ionosfera. En estas condiciones, la propagación de los *sferics* mejora de forma significativa: pueden transmitirse hasta cien veces mejor que durante el día (Warnke, 2007). Este mismo efecto se ha observado también durante eclipses solares, cuando la oscuridad se instaura de forma repentina. Mediciones realizadas en puntos específicos de recepción (figura 9) confirman que las condiciones óptimas para la propagación de los *sferics* se dan sobre el océano y durante la noche (Pessi *et al.*, 2009).

Todas las publicaciones citadas explican de forma convincente el motivo de nuestra observación (que los dolores de cabeza comienzan más frecuentemente por la noche), cuando se aproxima un frente frío sobre el mar, como sucede generalmente en la península ibérica, donde los frentes suelen entrar por el oeste, procedentes del océano Atlántico.

4.3.2 ¿Por qué unos frentes provocan síntomas con diferente antelación que otros?

Los frentes fríos se desplazan a una velocidad aproximada de entre 40 y 60 km/h. Por ejemplo, un frente situado a 2000 km de distancia y que avanza a 40 km/h tardará unas 50 horas en llegar, es decir, aproximadamente dos días. Si se encuentra a 1000 km y mantiene la misma velocidad, tardará unas 25 horas (alrededor de un día). En cambio, si un frente a 2000 km avanza a 60 km/h, su llegada se produciría en unas 33 horas. Sin embargo, en todos estos casos, los *sferics* llegan de forma prácticamente instantánea, ya que se propagan a la velocidad de la luz (figura 8). Por este motivo, pueden funcionar como indicadores anticipados de los cambios meteorológicos, con un margen predictivo de entre uno y tres días, dependiendo tanto de la distancia del frente como de su velocidad de desplazamiento.

Dado que la velocidad de avance de los frentes fríos varía, este factor puede explicar en parte la variabilidad en el tiempo de antelación con que se perciben y manifiestan los síntomas meteoropáticos. Como se ha observado en el análisis realizado, los frentes meteorológicos tienden a ser percibidos a distancias de entre 1000 y 2000 km (es decir, entre 24 y 48 horas antes de su llegada).

Además, esta percepción no depende únicamente de factores externos; también intervienen variables individuales, como la susceptibilidad personal, el estado de salud o la capacidad de resiliencia, que influyen en el momento exacto de aparición de los síntomas y en su intensidad.

4.3.3 ¿Por qué los dolores de cabeza se producen a una distancia determinada del frente?

A partir del rayo generado en una tormenta, cada uno de los pulsos electromagnéticos o *sferics* se va volviendo más complejo y pierde intensidad —es decir su amplitud se atenúa— a medida que se aleja de su punto de origen (figura 8). Desde un punto de observación situado a unos 150-200 km, los *sferics* ya presentan una oscilación sinusoidal completa. A una distancia de 300 km, adquieren la forma de una triple media onda, y, tras recorrer aproximadamente 400 km, los pulsos muestran una estructura de onda doble, con dos oscilaciones sinusoidales completas (figuras 8 y 10).

A partir de este punto, se considera que su potencial biotrópico o bioactivo —es decir, su capacidad para interactuar con sistemas biológicos— aumenta significativamente. Esto se debe a que la señal contiene una información bioquímica esencial: la secuencia o frecuencia de los intervalos entre pulsos. Esta información puede inducir fenómenos de resonancia e interferir con cualquier sustrato biológico o bioquímico sensible o «susceptible» (Baumer y Sönning, 2002).

Por otra parte, como hemos visto en el capítulo 4, las descargas atmosféricas simultáneas de características similares pueden crear fenómenos de construcción momentánea (interferencias o acoplamientos; figura 5), y en esos puntos los organismos vivos estarán expuestos momentáneamente a intensidades de campo más elevadas que las de las descargas únicas (Panagopoulos y Balmori, 2017).

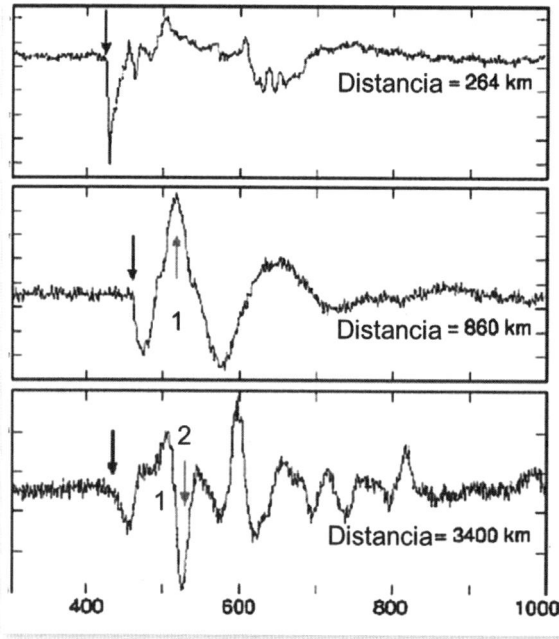

Figura 10: (a) - (c) Formas de onda de campo eléctrico vertical para tres descargas eléctricas nube-suelo detectadas por sensores ubicados a 264, 860 y 3400 km del rayo. La flecha negra indica la apariencia inicial de la onda a nivel del suelo. Las flechas grises señalan la primera y la segunda onda reflejada. En abscisas se señala el tiempo transcurrido en microsegundos. Imagen tomada de Pessi et al. (2009), con autorización expresa de los autores.

El periodo de tiempo durante el cual nos van llegando esas ondas biotrópicas es cuando aparecen los síntomas. Sin embargo, cuando el frente se acerca demasiado (a menos de 500-1000 kilómetros de distancia), sus efectos biotrópicos se reducen, porque ya no hay ondas reflejadas que produzcan pulsos bioactivos. Los rayos de las tormentas cercanas no suelen provocar esos efectos en nuestro organismo (en este caso, por la distancia tan cercana de la tormenta, los *sferics* son ondas simples y no tienen todavía pulsos de baja frecuencia con capacidad de provocar un efecto de resonancia en el organismo que interaccionen con los sistemas biológicos; figura 9). Sin embargo, hay personas muy temerosas de las tormentas, pero esto suele estar más bien asociado al ruido atronador y al temor a las descargas eléctricas, con frecuencia relacionado con malas experiencias infantiles.

La percepción de los cambios de tiempo (llegada de los frentes) no es exclusiva de los seres humanos. Las observaciones anecdóticas que hemos comentado anteriormente (las arañas salen de su escondite, las ovejas están más nerviosas, etc.) indican que los *sferics* producen también efectos similares en los animales, con antelación a la llegada de los frentes. Este efecto de los impulsos electromagnéticos puede explicar también el sistema de alerta temprana con el que los animales parecen percibir por anticipado los terremotos (ver el capítulo 8).

4.3.4 ¿Por qué se produce la diferencia individual observada en cuanto a la antelación de los síntomas?

La figura 10 podría ayudar a explicar las diferencias individuales en la percepción de los *sferics* y en la aparición de los síntomas asociados. Esto se debe a que la forma de la onda varía en función de la distancia recorrida, y cada persona podría ser sensible a un tipo específico de forma de onda o configuración de pulso. En función de sus características individuales —y posiblemente de su información genética—, una persona podría responder con mayor sensibilidad a una determinada frecuencia o patrón de pulso, anticipando la llegada del frente frío con uno, dos o incluso tres días de antelación (véase Pessi *et al.*, 2009).

Esta podría ser la causa de las diferencias individuales observadas en la percepción de los *sferics*, ya sean más lejanos o más cercanos, y, en consecuencia, en la detección anticipada del cambio de tiempo. Por ejemplo, si el sujeto 3 experimenta dolor de cabeza un día antes que el sujeto 1, esta diferencia tiende a repetirse de manera sistemática con la llegada de cada nuevo frente o cambio meteorológico, tal como se ha comprobado en el análisis empírico realizado. La persona que percibe los síntomas con mayor antelación suele hacerlo de modo consistente en cada episodio, lo que permite inferir que cada individuo es sensible a una forma o tipo de onda específica, asociada a una determinada distancia recorrida desde su punto de origen.

La anchura del océano Atlántico varía aproximadamente entre 2800 km (entre Brasil y Liberia) y 4800 km (entre Estados Unidos y Marruecos). Un frente que se desplaza a una velocidad media de 50 km/h puede recorrer unos 3600 km en un período de tres días. Sin embargo, durante ese tiempo es probable que las condiciones del frente cambien, por lo que la percepción anticipada de su llegada, en condiciones normales, no suele superar ese margen de tres días.

El autor agradecería recibir información sobre las experiencias de otras personas sensibles a los cambios de tiempo y su relación con los mapas meteorológicos correspondientes, para poder seguir avanzando en la comprensión de este fenómeno tan complejo. Para ello, hemos creado esta dirección de correo electrónico: sfericsalfonso@gmail.com

Se trata de una actividad de ciencia ciudadana, en la cual todas las personas pueden colaborar aportando su propia información, para avanzar en el conocimiento. Los comentarios de especial interés, que se consideren relevantes, podrán ser publicados en futuras ediciones del libro, siempre que el comunicante esté de acuerdo en ello.

5
LA HIPÓTESIS INCÓMODA

Las radiaciones tecnológicas de origen humano comparten algunas características con los *sferics* naturales. En este capítulo podremos comprobar cómo, atendiendo a la bibliografía científica existente, se han notificado dolencias y problemas de salud en las personas que residen cerca de las estaciones base de telefonía móvil (antenas de telefonía), similares a los que hemos visto asociados a los *sferics*, y dichos síntomas se han agrupado en el término genérico «síndrome de microondas» o «enfermedad de las radiofrecuencias» (Gómez-Perretta *et al.*, 2013), más conocido actualmente como «hipersensibilidad electromagnética» (EHS). Tanto las antenas de telefonía como los teléfonos móviles emiten radiación de radiofrecuencias (RF), pulsadas en baja frecuencia ELF, y exponen a los humanos a intensidades de campo eléctrico similares o mayores que los *sferics* naturales (Panagopoulos y Balmori, 2017).

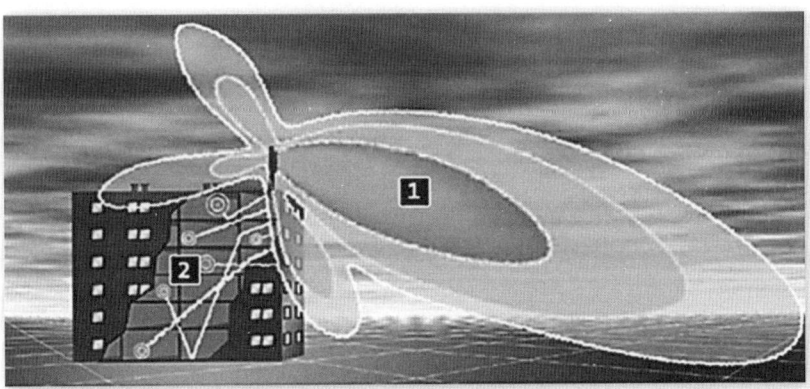

Figura 11: Lóbulos de radiación típicos de una antena de telefonía situada en el tejado de un edificio.

59

5.1 Características físicas y tecnológicas de la telefonía móvil

Las radiaciones electromagnéticas transmiten pequeños paquetes de energía denominados «fotones». Las radiofrecuencias ocupan el rango entre 10 MHz y 300 GHz de frecuencia. Las antenas de telefonía móvil lanzan ondas electromagnéticas con una frecuencia portadora que depende de la generación (por ejemplo, de 900 MHz para el sistema analógico y de 900 MHz y 1800 MHz para el sistema digital: ver tabla), generalmente conocidas como «microondas» (rango aproximado entre 1 GHz y 300 GHz), pulsadas en baja frecuencia. Las microondas llevan la información sonora por medio de ráfagas o pulsos de corta duración con pequeñas modulaciones de su frecuencia, que se transfieren entre los teléfonos móviles y las estaciones base.

Generación	Año de inicio	Tecnología clave	Banda de frecuencias	Velocidad aproximada	Características principales
1G	1980s	Analógica (AMPS)	800 – 900 MHz	Hasta 2.4 kbps	Solo voz, baja calidad, sin seguridad
2G	1990s	Digital (GSM, CDMA)	850 MHz, 900 MHz, 1800 MHz, 1900 MHz	Hasta 64 kbps	Voz digital, SMS, MMS, mayor seguridad
3G	2000s	UMTS, HSPA	850 MHz, 900 MHz, 1900 MHz, 2100 MHz	384 kbps varios Mbps	Internet móvil, videollamadas, navegación web
4G	2010s	LTE	700 – 2600 MHz	10–100 Mbps (teórico Gbps)	*Streaming*, apps en tiempo real, juegos *online*
5G	Desde 2020	mmWave, sub-6 GHz	Sub-6 GHz: 600 MHz – 6 GHz mmWave: 24 GHz – 100 GHz	Hasta 10 Gbps (teórico)	Baja latencia, IoT, vehículos autónomos, ciudades inteligentes

La antena de un teléfono móvil irradia en todas las direcciones del espacio, mientras la antena de una estación base produce una emisión direccional en forma de lóbulo. Además, se forman varios lóbulos secundarios, de menor potencia, que se dirigen hacia los lados y la parte de atrás, en las proximidades de la antena (figura 11). Las estaciones base de telefonía suelen contar con tres sectores, cada uno equipado con una antena que cubre un ángulo de 120 grados, lo que permite una cobertura completa de 360 grados en conjunto (figura 12).

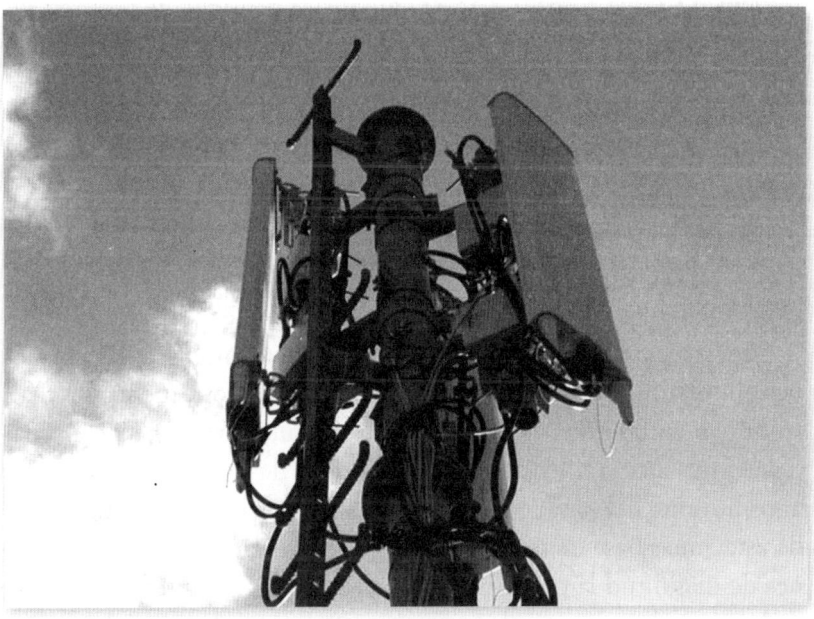

Figura 12: Primer plano de una estación base de telefonía móvil orientada típicamente en las tres direcciones del espacio, cubriendo cada antena un ángulo de 120°.

Una de las principales unidades utilizadas para medir estas radiaciones es la densidad de potencia (medida en vatios por metro cuadrado: W/m^2, o en $\mu W/cm^2$), que expresa la potencia radiante que incide perpendicularmente en una superficie, dividida por el área de la superficie. También se utiliza con frecuencia la intensidad de campo eléctrico en un punto (medida en voltios por metro: V/m), que es una cantidad vectorial proporcional a la fuerza ejercida sobre una partícula cargada, dependiente de su posición en el espacio.

En una dirección específica con respecto a la antena, la densidad de potencia disminuye con el cuadrado de la distancia a la fuente emisora, siempre que se asuma la propagación en un espacio libre de obstáculos, reflexiones o atenuación adicional. A una distancia de 50 metros de una antena de telefonía, la densidad de potencia es típicamente de unos 10 μW/cm² (6,1 V/m), mientras que a distancias de 100 metros a nivel del suelo se puede medir todavía por encima de 1 μW/cm² (2 V/m). Entre 150 y 200 metros, la densidad de potencia del lóbulo principal cerca del suelo es de unas décimas de μW/cm². Por encima de 0,1 μW/cm² (0,6 V/m) se han sugerido efectos biológicos, y la densidad de potencia supera ampliamente este valor en las zonas situadas a menos de 300 metros de las antenas de telefonía (figura 15).

Además, debido a la dificultad de encontrar ubicaciones adecuadas y suficientemente elevadas, es común que varias estaciones base se instalen en un mismo emplazamiento, lo que incrementa proporcionalmente los niveles de radiación en los alrededores (figura 16).

Previamente al despliegue de la telefonía inalámbrica, las emisiones ondulatorias existentes en el rango de las radiofrecuencias tenían su origen en las antenas de radio y televisión, normalmente instaladas a gran altura o alejadas de los núcleos de población. Desde los años noventa del pasado siglo, se ha realizado el despliegue de la red de estaciones base de telefonía, que ha incrementado en varios órdenes de magnitud la contaminación electromagnética, especialmente en las ciudades, pero también en el campo, cerca de los núcleos rurales y las infraestructuras viarias (autovías, líneas férreas, etc.).

5.2 Los efectos de las radiaciones tecnológicas en los seres humanos

El profesor Neil Cherry, investigador de la Lincoln University, en Nueva Zelanda, fallecido en 2003, realizó una ingente labor advirtiendo de los efectos sobre la salud del desarrollo de las nuevas tecnologías inalámbricas. El Dr. Cherry procedía precisamente del ámbito de la meteorología y le interesaba especialmente la biometeorología.

Dedicó buena parte de sus trabajos y revisiones científicas a demostrar los efectos no térmicos de las radiaciones electromagnéticas sobre el cáncer, la memoria, la agresividad, la liberación de melatonina por la glándula pineal, los efectos genotóxicos (que dañan el ADN), los efectos en el sistema circulatorio y reproductivo, y también sobre las enfermedades neurodegenerativas, una de las cuales lo postró durante sus últimos años en una silla de ruedas, provocando su muerte prematura. Sus advertencias tempranas han ido confirmándose con el paso de los años, y posteriormente se han publicado en revistas científicas un gran número de estudios que avalan plenamente su preocupación pionera.

Otro investigador que también fue pionero en advertir sobre los posibles riesgos de la telefonía inalámbrica —aunque igualmente ignorado— fue el biofísico británico G. L. Hyland, de la Universidad de Warwick. En el año 2000, Hyland publicó un artículo en la importante revista médica *The Lancet*, con el título «Physics and biology of mobile telephony» (Hyland, 2000). En dicho trabajo explica cómo, aunque las normas de seguridad de los móviles, las antenas de telefonía y otras tecnologías inalámbricas protegen frente al calentamiento excesivo, existe evidencia de que la radiación pulsada de baja intensidad puede ejercer sutiles influencias no térmicas, y sugiere que, en caso de que estas influencias conlleven consecuencias adversas para la salud, las normas o límites actuales serían inadecuados.

El Dr. Hyland comenta además que la similitud oscilatoria entre la radiación de microondas pulsadas y ciertas actividades electroquímicas del ser humano debería ser motivo de preocupación, aunque aclara que no debe esperarse que a todas las personas les afecte de la misma manera. Precisamente, Hyland insiste en la trascendencia del hecho de que dichas ondas son pulsadas y que, como hemos visto también en el caso de los *sferics*, caracterizan su actividad biotrópica o biológica. Hyland explica que el cuerpo humano es un instrumento electroquímico de exquisita sensibilidad, cuyo funcionamiento ordenado y control se sustentan mediante procesos eléctricos oscilatorios de varios tipos, cada uno de ellos caracterizado por una frecuencia específica, y que algunas de esas frecuencias resultan estar muy cerca de las utilizadas en la telefonía móvil. Por esta razón, ciertas actividades eléctricas del organismo pueden verse interferidas por las propiedades oscilatorias de la radiación incidente, de forma similar a cómo las ondas electromagnéticas generan interferencias en los receptores de radio (como vemos, continúan aquí las similitudes con los *sferics* atmosféricos, que también producen interferencias en la radio).

Por lo tanto, a diferencia de los efectos térmicos, que dependen de la capacidad del organismo para absorber energía de la radiación del campo electromagnético, la posibilidad de efectos no térmicos surge de una «similitud oscilatoria» entre la radiación y el organismo vivo, que hace posible que el organismo responda a una radiación pulsada de baja intensidad, gracias a su capacidad de reconocer ciertas características vinculadas a esa radiación (frecuencia, pulsos, modulación...).

El Dr. Hyland ofrece un claro ejemplo de la vulnerabilidad humana a un efecto no térmico de la radiación electromagnética: la capacidad de una luz intermitente que parpadea a una frecuencia de aproximadamente 15 Hz (15 pulsos por segundo) para inducir convulsiones en personas con epilepsia fotosensible. En este caso, tampoco es la cantidad de energía emitida por la luz (intensidad) la que provoca el ataque, sino la información transmitida al cerebro por la regularidad (coherencia) de su parpadeo, a una frecuencia que el cerebro «reconoce» especialmente. Este «reconocimiento» se debe a que la frecuencia de los pulsos coincide o se aproxima a la frecuencia utilizada por el cerebro mismo (Hyland, 2000), y también produce efectos sobre las ondas cerebrales (el EEG), como hemos visto que puede suceder con los pulsos de radiación natural procedentes de las descargas atmosféricas (*sferics*).

De la misma forma que hemos visto para los *sferics*, también se conocen numerosos informes sobre cefaleas en usuarios de móviles (Chu *et al.*, 2011). Una posible explicación a la que se han atribuido estos dolores de cabeza es la característica de los campos electromagnéticos emitidos por los teléfonos móviles, que pueden aumentar la permeabilidad de la barrera hematoencefálica y permitir la entrada al cerebro de sustancias perjudiciales que dañan las neuronas (Salford *et al.*, 2003).

El profesor Hyland, profundamente preocupado por el despliegue de la telefonía móvil a principios del siglo XXI, sin una adecuada evaluación de sus efectos sobre los seres vivos, alertó sobre esta situación que ha continuado sin pausa hasta la actualidad. Por ello, publicó un informe para el Parlamento Europeo titulado: «Los efectos fisiológicos y medioambientales de la radiación electromagnética no ionizante» (Hyland, 2001). En dicho informe, advertía que una de las principales amenazas para la salud pública es la electrocontaminación (también conocida como *electrosmog*) generada por la actividad humana.

Esta contaminación electromagnética no ionizante, de origen tecnológico, es especialmente perniciosa, porque escapa a la percepción de los sentidos, circunstancia que tiende a fomentar una actitud inconsciente en relación con su uso y con la protección personal. Además, los seres humanos no tenemos ninguna defensa contra las posibles interferencias con los procesos electromagnéticos naturales, de los que depende nuestra homeóstasis o equilibrio interno, por ejemplo, sobre la resonancia de Schumann. Como vimos en el capítulo 3, esta resonancia consiste en un campo electromagnético débil, que oscila de forma resonante en el espacio situado entre la superficie de la Tierra y la ionosfera, a frecuencias próximas a los ritmos del cerebro humano. Se ha descubierto que aislarse de esta radiación natural daña la salud (Hyland, 2000).

Los americanos B. Levitt y H. Lai, de la Universidad de Washington, publicaron en 2010 una importante revisión sobre los efectos biológicos de la exposición a las radiaciones electromagnéticas emitidas por las antenas de telefonía en la revista *Environmental Reviews*. El objetivo de dicho trabajo fue revisar los estudios realizados sobre personas que viven o trabajan cerca de estas infraestructuras y están expuestas a radiación de radiofrecuencias de bajo nivel a largo plazo. De la misma manera que el Dr. Hyland, también estos autores advierten que los campos electromagnéticos se encuentran entre las formas de contaminación ambiental de más rápido crecimiento, y que tanto las observaciones anecdóticas como los estudios epidemiológicos han notificado dolores de cabeza, erupciones cutáneas, trastornos del sueño, depresión, disminución de la libido, aumento de las tasas de suicidio, problemas de concentración y memoria, mareos, aumento del riesgo de cáncer, temblores y otros efectos neurofisiológicos en las poblaciones cercanas a las estaciones base (obsérvense las similitudes con los efectos de los *sferics* —radiaciones pulsadas naturales con características físicas similares— descritos en los capítulos anteriores).

Una de las cuestiones más interesantes que se desprenden de los estudios realizados con poblaciones expuestas a la radiación de antenas de telefonía es el aumento de la irritabilidad (Johnson, 1998; Santini *et al.*, 2003; Abdel-Rassoul *et al.*, 2007; Eger y Jahn, 2010; Khurana *et al.*, 2010; Levitt y Lai, 2010; Gómez-Perretta *et al.*, 2013; Shahbazi-Gahrouei *et al.*, 2014), que hemos visto que se produce también ante la aproximación de los frentes.

La generalización del uso de la telefonía móvil tuvo lugar durante los años noventa del siglo XX. Desde entonces, no ha cesado la polémica sobre los supuestos efectos de esta tecnología sobre la salud de las personas y sobre el medio ambiente, e incluso parece que la disputa arrecia con más virulencia en los últimos años. Aparentemente, para un observador externo a la compleja temática que encierra, puede dar la impresión de que el «mundo científico» estuviera polarizado entre dos posiciones contrapuestas: la de los que dicen que los niveles recomendados por el ICNIRP (International Commission on Non-Ionizing Radiation Protection) son suficientes para proteger la salud de las personas y el medio ambiente (ver capítulo 7), y la de los que sostienen que es necesario reducir drásticamente esos niveles, ya que las recomendaciones actuales no están tomando en consideración los efectos no térmicos sobre los organismos vivos, ni los efectos acumulativos provocados por una exposición continua a una radiación de baja intensidad.

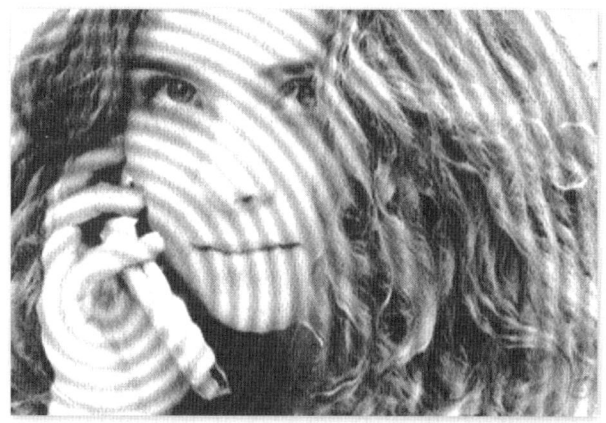

Figura 13: Todos los seres vivos, y especialmente los humanos, estamos expuestos a las radiaciones electromagnéticas de origen tecnológico.

Durante los últimos veinte años se han publicado cientos de trabajos y han tenido lugar importantes avances en la ciencia, los cuales han inclinado la balanza hacia el lado de los científicos que piden precaución y una reducción de los niveles de exposición a los que están expuestos los seres vivos. Los estudios epidemiológicos realizados con usuarios de teléfonos móviles muestran que su uso continuado puede provocar efectos a largo plazo, como problemas oculares (Dovrat *et al.*, 2005), de audición (García Callejo *et al.*, 2005), en la barrera hematoencefálica (Salford *et al.*, 2003) o en la reproducción (Davoudi *et al.*, 2002).

Por otra parte, los estudios realizados en el entorno de antenas de telefonía revelan problemas de salud (el llamado «síndrome de microondas» o «electrohipersensiblidad») entre los vecinos de la instalación (Hutter *et al.*, 2002; Santini *et al.*, 2003; Navarro *et al.*, 2003; Oberfeld *et al.*, 2004). En dichos estudios epidemiológicos, los casos de cáncer pueden llegar a cuadriplicarse en las cercanías de las antenas (Eger *et al.*, 2004; Wolf y Wolf, 2004). Se han propuesto algunos modelos plausibles de promoción tumoral de estas radiaciones que han tenido un gran eco entre los especialistas (Leszczynski *et al.*, 2002). La radiación del teléfono móvil sería absorbida por el tejido cerebral y activaría las proteínas del estrés (hsp 27), provocando un incremento de la permeabilidad de la barrera hematoencefálica y modificando el patrón de apoptosis (muerte celular programada), que impediría la destrucción de las células viejas o transformadas (que han sufrido roturas en su ADN).

Previamente a la implantación de la tercera generación (UMTS), el Gobierno holandés encargó un estudio en el que se comprobaron alteraciones cognitivas y de salud por las emisiones de las antenas de telefonía móvil UMTS (Zwamborn *et al.*, 2003).

5.3 Evidencias científicas indiscutibles

Durante las últimas décadas, se han instalado cientos de miles de estaciones base de telefonía móvil y otros tipos de antenas de telecomunicaciones inalámbricas en todo el mundo, tanto en ciudades como en el campo, incluyendo áreas naturales protegidas, que se suman a las previamente existentes (televisión, radiodifusión, radares, etc.). Para dicho despliegue, en general, solo se han considerado los aspectos estéticos o la normativa urbanística, pero hasta la fecha no se ha evaluado el impacto biológico, ambiental y sanitario de las emisiones de radiación electromagnética no ionizante. Por lo tanto, no se ha considerado el deterioro ambiental y los efectos sobre la salud de las personas que viven o trabajan cerca de estas antenas.

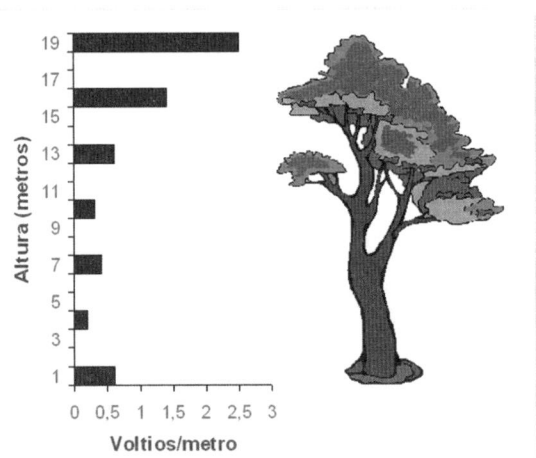

Figura 14: Intensidad de campo eléctrico a diferentes alturas sobre el suelo (datos reales medidos a 100 metros de una estación base). Obsérvese que los valores aumentan con la altura al penetrar en el lóbulo principal de emisión de la antena. Por esta razón, la radiación suele incidir especialmente en la parte superior del arbolado y en las plantas más elevadas de los edificios residenciales. (Imagen tomada de Balmori [2004], con mediciones del autor).

Las estimaciones han demostrado que los campos electromagnéticos de radiofrecuencias (RF) de los sistemas de telefonía móvil son más intensos en las zonas urbanas que en las rurales. Sin embargo, la exposición total varía no solo entre zonas urbanas y rurales, sino también según las características específicas de las viviendas. Por ejemplo, en los edificios de varias plantas suele observarse una mayor exposición a la radiación en los pisos superiores (Breckenkamp *et al.*, 2012; véase figura 14).

Como explicábamos al principio de este capítulo, existe una sintomatología específica relacionada con la exposición a las radiofrecuencias a bajos niveles de intensidad, caracterizada por alteraciones funcionales del sistema nervioso central (cefalea, insomnio, malestar, irritabilidad, depresión, pérdida de memoria, mareos, fatiga, náuseas, pérdida de apetito, dificultad para concentrarse, etc.), que se ha denominado «enfermedad por radiofrecuencia» (Lilienfeld *et al.*, 1978; Johnson Lyakouris, 1998; Navarro *et al.*, 2003).

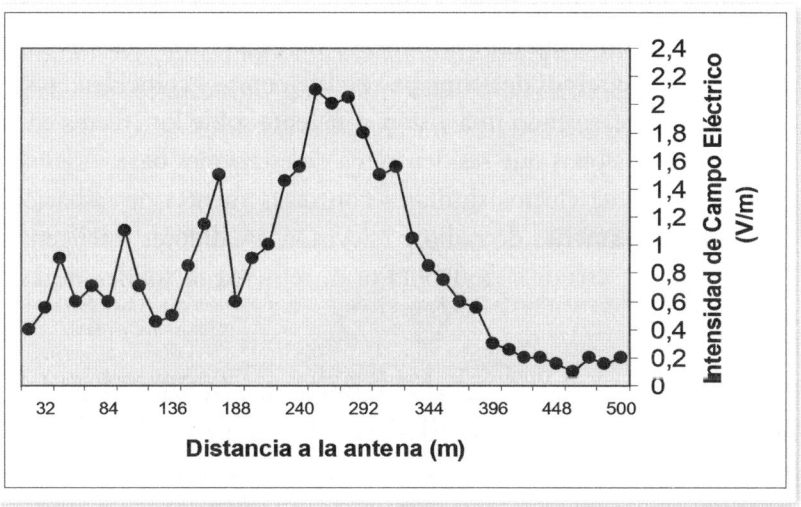

Figura 15: Variación de la intensidad del campo eléctrico a nivel del suelo en función de la distancia respecto a una estación base de telefonía móvil ubicada a 24 metros de altura, en la azotea de un edificio. Por lo general, la mayor incidencia de la radiación se registra a distancias comprendidas entre los 50 y los 300 metros de la antena (datos del autor).

En el verano de 2022, publiqué un artículo de revisión en la prestigiosa revista científica *Environmental Research*, con el elocuente título «Evidencia de un riesgo para la salud por las radiofrecuencias en humanos que viven cerca de estaciones base de telefonía móvil: desde la enfermedad por radiofrecuencia hasta el cáncer». El objetivo de ese estudio fue llevar a cabo una revisión exhaustiva de la bibliografía disponible, con el fin de actualizar el conocimiento actual sobre los posibles efectos de las antenas de telefonía móvil en la salud de las personas que residen en sus proximidades.

Para ello, examiné toda la literatura científica publicada sobre los efectos de las estaciones base de telefonía móvil situadas cerca de viviendas. Los resultados generales mostraron tres tipos de efectos de las antenas de estaciones base en la salud de las personas: enfermedad por radiofrecuencias, cáncer y cambios en los parámetros bioquímicos. De los 38 estudios analizados a nivel global, el 73,6 % (28/38) reportó efectos sobre la salud: el 73,9 % (17/23), en relación con la enfermedad por radiofrecuencias; el 76,9 % (10/13), en casos de cáncer, y el 75,0 % (6/8), respecto a alteraciones en parámetros bioquímicos. En conjunto, la mayoría de estas investigaciones —realizados por equipos de veinte países diferentes— coinciden en sus conclusiones, ofreciendo una visión coherente sobre los efectos en la salud de las personas que residen cerca de estaciones base. Además, la observación de efectos similares con otras fuentes de radiación, como radares, antenas de radio y televisión, medidores inteligentes inalámbricos y estudios de laboratorio, refuerza la solidez de este balance final.

5.3.1 Investigaciones con radares y antenas de radio/televisión
Diversos estudios realizados a lo largo del siglo pasado han documentado los efectos de la exposición ocupacional a radiación de microondas (RF), asociada a usos militares e industriales, así como a ondas de radio. Entre los efectos observados se incluyen un aumento en la tasa de abortos espontáneos, alteraciones en el recuento de glóbulos rojos y blancos, así como un incremento en los casos de cáncer infantil. Estos hallazgos respaldan la hipótesis de que la exposición

a RF puede ser potencialmente cancerígena y conllevar otros riesgos para la salud. Además, análisis basados en la localización específica de neoplasias diagnosticadas indican tasas significativamente más elevadas de morbilidad en personal militar expuesto a RF, particularmente en cánceres del tracto digestivo, tumores cutáneos y neoplasias malignas de tipo cerebral y hematológico/linfático. Por otro lado, en un estudio realizado por Kolodynski y Kolodynska (1996), se observó que los niños expuestos a la radiación electromagnética generada por radares presentaban menor desarrollo de la memoria y la atención, tiempos de reacción más lentos y una reducción en la resistencia del aparato neuromuscular.

5.3.2 Síndrome de La Habana

Entre finales de 2016 y agosto de 2017, miembros del personal diplomático estadounidense destinados en La Habana, Cuba, reportaron una serie de síntomas neurológicos que incluían alteraciones cognitivas, del equilibrio, visuales y auditivas, así como trastornos del sueño y cefaleas. Estos individuos presentaban signos de daño en redes cerebrales generalizadas, a pesar de no contar con antecedentes de traumatismo craneoencefálico. Entre los síntomas más frecuentes se encontraban deterioro cognitivo, fatiga y dolor de cabeza, especialmente tras realizar esfuerzos mentales. En algunos casos, también se notificaron *tinnitus*, náuseas y problemas de equilibrio.

Esta misteriosa afección, que aquejó a diplomáticos estadounidenses y canadienses en Cuba —y posteriormente también en China—, ha desconcertado al FBI, al Departamento de Estado y a diversas agencias de inteligencia de Estados Unidos. Los informes recopilados apuntan a que las lesiones neurológicas observadas podrían estar relacionadas con la exposición a microondas o radiofrecuencias pulsadas (Golomb, 2018). En línea con esta hipótesis, un informe de la Academia Nacional de Ciencias de EE. UU. (2020) concluyó que muchos de los síntomas crónicos o inespecíficos reportados —como mareos, cefalea, fatiga, náuseas, ansiedad, deterioro cognitivo y pérdida de memoria— son consistentes con los efectos conocidos de la exposición a radiofrecuencias. En conjunto, la evidencia sugiere que la energía de radiofrecuencias pulsadas, dirigida de forma específica, constituye el mecanismo más plausible para explicar estos casos. De hecho, se han identificado cambios fisiopatológicos objetivos y efectos perjudiciales para la salud derivados de la exposición a campos electromagnéticos, que pueden provocar daño biológico en individuos previamente sanos (Belpomme e Irigaray, 2022).

5.3.3 El principio de precaución
Como se abordará con mayor profundidad en el capítulo 7, la Comisión Internacional para la Protección contra las Radiaciones No Ionizantes (ICNIRP) es una entidad privada que establece directrices sobre los niveles de exposición a campos electromagnéticos, las cuales son adoptadas por muchos Gobiernos. No obstante, esta organización ha sido objeto de críticas por posibles conflictos de interés. Los límites de exposición propuestos por la ICNIRP son miles de veces superiores a los niveles en los que se han documentado efectos biológicos asociados a campos electromagnéticos de frecuencia extremadamente baja (ELF) y de radiofrecuencia (RF) de origen antropogénico. Además, estas directrices se basan exclusivamente en los efectos térmicos —es decir, aquellos que implican un aumento de temperatura en los tejidos—, ignorando la amplia evidencia científica sobre efectos no térmicos. Las normativas actuales solo contemplan los riesgos derivados de exposiciones agudas e intensas, sin ofrecer protección frente a las crónicas de baja intensidad. Sin embargo, la duración de la exposición es un factor clave en la evaluación de los posibles efectos en la salud.

El principio de precaución es uno de los pilares fundamentales de la Unión Europea en materia de medio ambiente, salud pública y seguridad alimentaria (Harremoes *et al.*, 2013). Este principio faculta a los responsables políticos a tomar medidas preventivas incluso cuando la evidencia científica disponible sobre un riesgo ambiental o sanitario no es concluyente, pero tampoco puede descartarse con certeza. No obstante, a pesar de la creciente y consistente base empírica sobre los efectos adversos de los campos electromagnéticos, no se han producido avances significativos en la actualización de las directrices oficiales por parte de las autoridades competentes y organismos reguladores. Diversos autores han advertido que los resultados de los estudios en este ámbito muestran una correlación con la fuente de financiación, y que muchas revisiones sistemáticas y metaanálisis no han corregido adecuadamente este sesgo, lo que probablemente ha contribuido a una subestimación del nivel de evidencia sobre la causalidad. Por ello, como se abordará más adelante, un número creciente de científicos ha instado a los Gobiernos y organismos internacionales a revisar y elevar los estándares de seguridad frente a la exposición a campos electromagnéticos de radiofrecuencia. En consecuencia, existe una necesidad urgente de aplicar de manera efectiva el principio de precaución e imponer límites de exposición más estrictos que protejan adecuadamente la salud pública. Existe un principio general de que un potencial agente nocivo debe ser apropiadamente evaluado antes de ser lanzado al mercado para el público. Los teléfonos móviles incumplen dicho principio.

En la situación actual, resulta evidente que los científicos especializados en el estudio de los efectos de los campos electromagnéticos son plenamente conscientes de la gravedad del problema, como lo demuestran los numerosos llamamientos científicos realizados en los últimos años (ver capítulo 7). No obstante, esta información crucial no está siendo comunicada de manera efectiva a la ciudadanía por parte de los medios de comunicación, las autoridades competentes —en particular, la Organización Mundial de la Salud— ni los Gobiernos, lo que contribuye a mantener a la población en un estado de desinformación generalizada.

Como consecuencia, es probable que esta falta de respuesta adecuada derive no solo en una crisis de salud pública, sino también en otra relacionada con el propio desarrollo y sostenibilidad de esta tecnología, que resulta perjudicial tanto para el medio ambiente como para las personas.

Uno de los efectos de los nuevos hallazgos científicos es que han dejado obsoleta la Recomendación Europea 1999/519/CE, que fue incorporada a la legislación española y que se basa en los niveles de exposición propuestos por el ICNIRP. Dada la evidencia acumulada, estos límites deberían ser revisados con urgencia para garantizar una protección efectiva de la salud pública.

5.4 La realidad silenciada

Otra cuestión de especial importancia, paralela al uso del teléfono móvil, es la exposición de las personas a las antenas de telefonía cercanas a sus domicilios o centros de trabajo durante muchas horas al día, en una especie de experimento humano involuntario y no autorizado. El medio ambiente de estas personas está contaminado por un tipo de polución que no se ve ni se percibe. Se trata de una situación completamente inaceptable que plantea cuestiones éticas serias. En otras palabras, a todos los efectos, son sujetos involuntarios de un experimento masivo (Hyland, 2001). La obstinada realidad nos enseña que quien habita o trabaja en las cercanías de una antena de telefonía móvil no puede decidir por sí mismo a cuánta radiación electromagnética estima oportuno exponerse.

Muchos empleados de agencias inmobiliarias conocen por experiencia directa, aunque a menudo sin comprender plenamente la causa, que numerosos áticos y pisos en plantas elevadas presentan dificultades para alquilarse o venderse, cambian frecuentemente de inquilinos y permanecen vacíos durante largos periodos. Cuando desde estas viviendas se observan antenas de telefonía móvil cercanas y a una altura similar, estos pisos suelen ser los que reciben la mayor exposición directa a la radiación, lo que contribuye a la depreciación económica de la propiedad ante la impotencia de los propietarios.

Niños con llanto persistente, padres con insomnio y síntomas inexplicables que no encuentran diagnóstico en los exámenes médicos convencionales —que lamentablemente rara vez indagan en las causas ambientales o en la ecología cotidiana de los afectados— obligan a muchas familias a abandonar sus hogares o, en el mejor de los casos, a intentar protegerse mediante la instalación de planchas metálicas, utilizando el conocido método de la jaula de Faraday. Esta es la realidad que se ha venido manifestando durante años, y es bien sabido que, al igual que la ciencia, la verdad no puede mantenerse oculta indefinidamente.

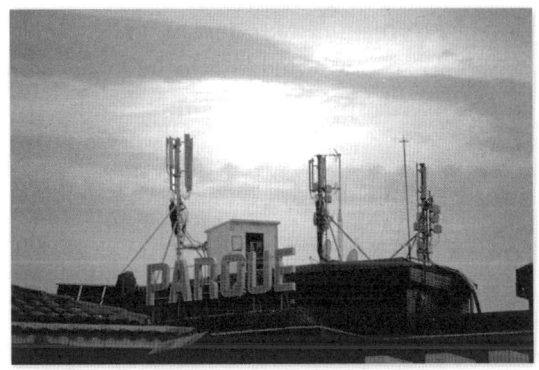

Figura 16: Tres estaciones base de telefonía en el tejado de un hotel, que afectan a la salud y la calidad del sueño de los vecinos de los pisos altos de la zona y a los propios usuarios del hotel.

Las redes de telefonía móvil han tenido un crecimiento y un despliegue sin medida en los últimos veinticinco años, a costa de un cúmulo de irregularidades urbanísticas y legales tanto en España como en otros países. La proliferación caótica y descontrolada de antenas ha provocado un notable aumento de la contaminación electromagnética y de los riesgos ambientales y sanitarios asociados.

Aunque los portavoces de las operadoras repiten incesantemente en los medios que «no hay nada demostrado» e intentan ridiculizar en lo posible a las personas afectadas, la enfermedad de las radiofrecuencias o síndrome de microondas es una realidad médica que abarca un conjunto de síntomas comunes (dolor de cabeza, fatiga, irritabilidad, pérdida de apetito, trastornos del sueño, depresión, dificultad de concentración, pérdida de memoria, trastornos visuales y auditivos, vértigo, dificultad de movimiento y problemas cardiovasculares, dermatológicos e inmunológicos principalmente), que se han notificado en estudios epidemiológicos realizados con personas que viven en las proximidades de las estaciones base de telefonía. Su aparición aumenta de forma estadísticamente significativa al disminuir la distancia a la fuente emisora (Santini *et al.*, 2003) y su severidad está directamente relacionada con la densidad de potencia medida en cada domicilio (Navarro *et al.*, 2003). Es importante recordar aquí que la radiación de las antenas y los teléfonos móviles es la misma, se trata de microondas moduladas y pulsadas. La implantación del sistema UMTS y del 5G requiere multiplicar el número de antenas, y es previsible que empeore la situación de contaminación electromagnética todavía más.

Como estamos viendo a lo largo del libro, los seres vivos somos complejos electroquímicos muy sensibles, que nos comunicamos con el medio que nos rodea a través de impulsos eléctricos. En nuestro organismo existen corrientes iónicas y diferencias de potencial eléctrico a través de las membranas celulares y de los fluidos intra y extracelulares. Los campos electromagnéticos generados en las estructuras biológicas están caracterizados por determinadas frecuencias específicas, que pueden verse interferidas por la radiación electromagnética incidente, provocando una inducción y modificando su respuesta.

La saturación del medio con emisiones ondulatorias de diferentes frecuencias, creadas artificialmente, tiene sus consecuencias negativas sobre los seres vivos. Por ello, es necesario su seguimiento y control. Algunos órganos o sistemas, como el corazón y el sistema nervioso, son especialmente sensibles a estas inducciones. Por ejemplo, varias investigaciones han demostrado que la baja frecuencia de los pulsos del sistema GSM interfiere con las ondas cerebrales, provocando ondas delta, patológicas en personas adultas despiertas. La recomendación europea sobre la precaución en el uso de teléfonos móviles por personas que portan marcapasos tiene la misma motivación.

Robert O. Becker, reconocido investigador ya fallecido y autor del libro *The Body Electric*, pionero en la materia, afirmó hace algunos años: «No albergo ninguna duda de que, en el presente, el más grave contaminante en el medio ambiente de la Tierra, más serio incluso que el cambio climático global y la polución química, es la proliferación de las radiaciones electromagnéticas».

Representantes de la industria intentan convencernos de que la potencia de las antenas de telefonía es similar a la de cualquier electrodoméstico casero, pero lo que no explican es que la corriente alterna de los electrodomésticos, cables y transformadores de uso cotidiano (50-60 Hz) induce un campo electromagnético estático, que no se proyecta en el espacio, se desvanece a pocos decímetros de la fuente y desaparece cuando la fuente de energía se desconecta. Por el contrario, las antenas de telefonía emiten radiaciones de microondas que viajan alejándose de la fuente, continúan existiendo aunque la fuente se desconecte y pueden llegar hasta decenas de kilómetros de distancia.

Faltan a la verdad también cuando afirman que la contaminación electromagnética que se recibe más intensamente corresponde a las frecuencias de radiodifusión. La realidad es que las frecuencias asignadas a la telefonía móvil acaparan la mayor parte de la contaminación electromagnética de la ciudad, que se ha elevado exponencialmente en los últimos años.

Actualmente las operadoras intentan superar la situación de «rechazo social» al despliegue de las antenas con nuevas estrategias de camuflaje. La colocación de picoantenas a nivel de calle afecta especialmente a los peatones y comercios, y contamina calles enteras (las antenas sobre los tejados perjudican sobre todo a residentes de pisos superiores). Aunque no conocemos el resultado, las noticias que nos llegan son alarmantes, con aumentos significativos de insomnio y enfermedades neurodegenerativas en personas de la tercera edad.

Una estrategia habitual al negociar la instalación de una nueva antena en una azotea consiste en amenazar a los propietarios con colocarla en la vivienda contigua si se niegan, alegando que esta opción sería aún más nociva para ellos. Otra táctica común para desviar la atención es enfatizar los riesgos asociados a las radiaciones ionizantes, mientras se minimizan o niegan los de las radiaciones no ionizantes. No obstante, las radiaciones electromagnéticas no ionizantes de baja frecuencia (50-60 Hz) fueron clasificadas en junio de 2001 como «posible carcinógeno para los humanos» (grupo 2B) por el comité de expertos de la Agencia Internacional para la Investigación del Cáncer (IARC), encargado de la categorización de agentes carcinogénicos.

Aunque los medios y políticos suelen «tranquilizar» a la población afirmando que los niveles de radiación electromagnética cumplen con la legalidad, existe una gran disparidad entre los límites máximos de exposición pública establecidos por diferentes legislaciones. En España, la normativa permite una densidad de potencia máxima de hasta 450 μW/cm² para frecuencias del sistema GSM (900 MHz). Sin embargo, países como Italia, Hungría, Polonia y Luxemburgo establecen límites aproximadamente 45 veces más estrictos, mientras que Suiza y la región de Valonia (Bélgica) aplican normativas entre 90 y 105 veces más restrictivas. En Rusia, los niveles permitidos son hasta 450 veces menores que en España. Estas diferencias reflejan enfoques muy diversos en la protección de la salud pública frente a la exposición a campos electromagnéticos, y ponen en evidencia la necesidad de revisar y armonizar los estándares de seguridad para garantizar una protección adecuada.

La negativa de las compañías de seguros a responsabilizarse de los posibles daños derivados de esta tecnología, a pesar del gran volumen de negocio que genera, resulta especialmente preocupante. De igual modo, llama la atención la ausencia total de documentos firmados por profesionales que certifiquen de manera categórica la inocuidad de estas radiaciones. Como hemos visto, las operadoras suelen remitirse al cumplimiento de normativas cuya fiabilidad es cuestionable y que contienen contradicciones evidentes, empleando términos ambiguos como «áreas sensibles», «límites de seguridad» o «niveles de decisión».

Tampoco suele mencionarse que el índice de absorción específica (SAR, por sus siglas en inglés), utilizado para indicar el nivel de radiación emitido por los teléfonos móviles, se basa en un modelo artificial profundamente limitado. Esta medida fue estandarizada a partir de pruebas realizadas sobre un maniquí inanimado, compuesto por una masa plástica homogénea rellena de una solución salina, diseñada para simular la conductividad térmica del tejido humano. Sin embargo, este modelo carece por completo de las propiedades fisiológicas, estructurales y reactivas que caracterizan a los organismos vivos.

Como resultado, el SAR solo contempla los efectos térmicos inmediatos de la exposición, sin considerar los efectos no térmicos ni los daños potenciales derivados de exposiciones prolongadas o repetidas a lo largo del tiempo. Un símil ilustrativo podría ser evaluar el riesgo de adicción al alcohol únicamente en función de que la ingesta diaria no supere un umbral establecido, ignorando por completo los efectos acumulativos del consumo continuado durante meses o años.

5.5 El tristísimo caso del Colegio García Quintana

Entre los años 2000 y 2003, se registró un clúster inusual de casos de cáncer en el Colegio Público García Quintana de Valladolid, caracterizado por su concentración espacio-temporal. Se documentaron seis casos de cáncer, de los cuales cinco correspondían a menores y una empleada de limpieza. El primer caso se produjo en el año 2000: leucemia en una niña de cuatro años. En 2001 aparecieron tres casos, en dos niños de nueve y seis años, y en una niña de cinco. En noviembre de 2003 se produce un nuevo linfoma. Desgraciadamente, una de las niñas enfermas, Carla, de siete años, falleció. El sexto caso, que salió a la luz en mayo de 2004, fue un linfoma en 2002 de una empleada del colegio. También falleció algunos años después el director, de leucemia. Todos los casos fueron hematológicos y se produjeron en el mismo bloque de aulas, con una orientación similar.

Una característica relevante del entorno fue la presencia de un conglomerado industrial de antenas de telefonía móvil instaladas en las inmediaciones del centro escolar (figura 17). Aunque nunca se esclareció oficialmente el número exacto de antenas ni su potencia emisora, la proximidad y la orientación directa hacia las aulas afectadas generaron una fuerte preocupación por una posible exposición a campos electromagnéticos de radiofrecuencia (RF-EMF), como factor de riesgo ambiental.

Ante la alarma social, y tras la presión de la Asociación de Madres y Padres de Alumnos (AMPA), la Fiscalía intervino, lo que derivó en una orden judicial que obligó a desmontar las antenas en diciembre de 2001. Esta acción se ejecutó el mismo año en que se había registrado el mayor número de casos (tres). Después de ese clúster, no se ha dado ningún caso nuevo de cáncer en el centro, lo que refuerza la hipótesis de una relación causal entre la exposición ambiental a las radiaciones electromagnéticas y la aparición del conglomerado.

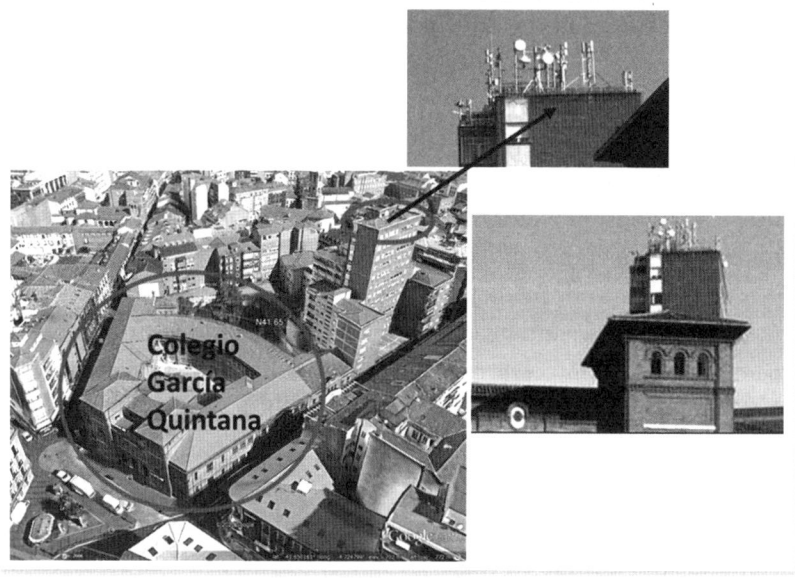

Figura 17. Croquis del Colegio Público García Quintana y del bosque de antenas situado en un bloque próximo.

A pesar de ello, los estudios epidemiológicos oficiales encargados por la Junta de Castilla y León, y particularmente el informe del Instituto de Salud Carlos III, presentado con seis años de retraso (pese a las reiteradas peticiones), analizaron los casos por lugar de residencia en vez de por exposición común en el colegio. Esta metodología fue duramente criticada por familiares, asociaciones y expertos independientes, por diluir el patrón epidemiológico claramente agrupado en un espacio compartido.

El caso recibió amplia cobertura mediática en su momento, aunque algunos contenidos, como el documental «A contracorriente», de *Documentos TV* (TVE), que incluía declaraciones reveladoras y análisis críticos sobre la situación, nunca llegaron a emitirse.

La Asociación Vallisoletana de Afectados por Antenas de Telecomunicaciones (AVAATE), que continúa su labor de denuncia y concienciación, considera que este caso es uno de los ejemplos más graves en España de posible relación entre emisiones electromagnéticas y efectos en la salud pública, con una respuesta institucional insuficiente y marcada por la falta de transparencia.

5.6 Similitudes esclarecedoras

Los autores alemanes H. Baumer y W Sönning, a los que nos hemos referido anteriormente (ver el capítulo 3), explican las similitudes entre los *sferics* naturales y las radiaciones de radiofrecuencias de origen tecnológico (telefonía móvil), porque tienen la característica común de estar constituidos por pulsos de baja frecuencia (ELF) que interaccionan con los seres vivos y con su comunicación intercelular interna (Baumer y Sönning, 2002). Por este motivo, numerosos expertos advierten que resulta altamente cuestionable e incluso irresponsable saturar el entorno con radiaciones electromagnéticas pulsadas de baja frecuencia sin haber realizado previamente investigaciones rigurosas sobre sus posibles efectos.

Los avances científicos en el estudio de los efectos no térmicos refuerzan la preocupación por los riesgos asociados al despliegue masivo de tecnologías inalámbricas, tanto en contextos civiles como militares. Asimismo, se ha documentado un aumento progresivo en la incidencia de síndromes de hipersensibilidad electromagnética vinculados a la exposición a estos nuevos campos pulsados, lo que indica una creciente afectación en sectores cada vez más amplios de la población. El incremento de la contaminación electromagnética en los últimos años es la causa de una verdadera epidemia de personas electrosensibles (EHS) en todo el mundo, que tienen auténticas dificultades para vivir con normalidad en las ciudades, y va en aumento por el caldo de ondas en el que estamos inmersos con el despliegue generalizado de esta tecnología (Hallberg y Oberfeld, 2006).

Resulta particularmente llamativo —e inquietante desde el punto de vista clínico— que las dolencias o síntomas informados por personas con hipersensibilidad electromagnética (EHS) presenten un espectro sintomatológico notablemente similar al conjunto de síndromes meteoropáticos descritos por la meteorología médica (ver el capítulo 2). La similitud entre ambos cuadros sugiere la existencia de mecanismos fisiológicos comunes, posiblemente relacionados con la sensibilidad del sistema nervioso central o vegetativo frente a estímulos ambientales imperceptibles, pero físicamente medibles. Esta coincidencia refuerza la hipótesis de que ciertas personas podrían ser especialmente vulnerables a los campos electromagnéticos artificiales, al igual que lo son a determinadas condiciones meteorológicas. Por tanto, se hace cada vez más evidente la necesidad de un enfoque interdisciplinar que conecte medicina ambiental, neurología, bioelectromagnetismo y meteorología médica, para comprender y abordar de manera rigurosa estos síndromes emergentes.

Las radiaciones electromagnéticas artificiales, que siempre son polarizadas y normalmente incluyen pulsos en la banda de frecuencias ELF (baja frecuencia), exponen a las personas a intensidades generalmente más altas que los *sferics* y pueden ser significativamente más bioactivas, provocando síntomas de salud más desagradables en personas EHS (Panagopoulos y Balmori, 2017).

Walach *et al.* (2001) plantearon que podría tener relevancia clínica el hecho de que algunos pacientes que experimentan cefaleas desencadenadas por factores meteorológicos también muestran sensibilidad a la radiación electromagnética emitida por diversos dispositivos electrónicos, como los teléfonos móviles. Esta posible asociación entre la aparición de dolor de cabeza y los cambios meteorológicos —analizada en detalle en el capítulo 4— ha sido respaldada por estudios posteriores, los cuales confirman que muchas personas que sufren este tipo de cefaleas tienden a identificar variaciones atmosféricas como un desencadenante habitual (Becker, 2011). En nuestro propio trabajo (Panagopoulos y Balmori, 2017), proponemos una explicación biofísica plausible de esta relación, basada en la sensibilidad biológica compartida a estos estímulos electromagnéticos sutiles.

Las investigaciones realizadas también son coincidentes en el hecho de que las radiaciones electromagnéticas tecnológicas, pulsadas en ELF, modifican las ondas alfa y beta del electroencefalograma (EEG) humano (Kramarenko y Tan, 2003), de la misma forma que los *sferics* naturales, como hemos visto en anteriores capítulos.

Por todas estas razones, en nuestro trabajo (Panagopoulos y Balmori, 2017) propusimos que la percepción de los *sferics*, que se manifiesta en forma de una variedad de síntomas en personas sensibles, no sería más que una expresión particular de la electrohipersensibilidad (EHS). A su vez, sugerimos que la EHS podría entenderse como una nueva forma de meteoropatía, inducida por el entorno tecnológico contemporáneo, dado que en ambos casos el factor desencadenante subyacente es el mismo: los pulsos electromagnéticos de baja frecuencia. Esta interpretación permite integrar fenómenos que, aunque tradicionalmente tratados por separado, comparten una base fisiológica y ambiental común. Podría afirmarse que, en distinto grado, todos somos potencialmente electrohipersensibles. La diferencia radica en el tiempo y la intensidad de la exposición: basta con estar expuestos durante un periodo prolongado a campos electromagnéticos artificiales para que esta condición latente se manifieste.

Según un reciente estudio, financiado por la Agencia Francesa de Seguridad Alimentaria, Medioambiental y Laboral (ANSES), dirigido por Laurène Sonzogni, del Instituto Nacional de Salud e Investigación Médica (INSERM), la hipersensibilidad electromagnética (EHS) podría estar relacionada con la gestión de las roturas monocatenarias o bicatenarias del ADN (Sonzogni *et al.*, 2025).

Las noticias cada vez más frecuentes que informan sobre estas nuevas dolencias relacionadas con síntomas inespecíficos suelen desvincularse, en los medios de comunicación, de cualquier causa que pueda afectar negativamente a sectores clave para el crecimiento económico, como el tecnológico (véase el capítulo 7).

La electrohipersensibilidad (EHS) es una afección compleja con la que muchas personas, especialmente mujeres, acceden a los tribunales de justicia, sobre todo a través de los juicios de invalidez. Se trata de afecciones de reciente detección, cuyo diagnóstico no se encuentra todavía del todo claro. Un estudio recién publicado (Lousada y Ron, 2024) analiza los diversos aspectos del tratamiento jurídico de la SQM (sensibilidad química múltiple) y la EHS desde la perspectiva de género. La conclusión final de dicho trabajo es que, a consecuencia de su reciente reconocimiento médico, el tratamiento jurídico de la SQM y la EHS no es plenamente satisfactorio en nuestro ordenamiento jurídico, lo que, por afectar mayoritariamente a mujeres, constituye una desigualdad de género.

La radiación del teléfono móvil aumenta especialmente en recintos metálicos (coches, trenes y autobuses), porque las reflexiones aumentan («resonancia o efecto campana») y afectan a los usuarios pasivos (de igual forma que los fumadores pasivos). Por respeto a los demás, no se debe utilizar el móvil cerca de otras personas, y especialmente de ancianos, mujeres embarazadas y niños. Pero, por desgracia, estas recomendaciones no se están trasladando a la población, sino que, por el contrario, la publicidad de las operadoras insiste en la inocuidad tanto de las antenas como de los móviles, y frecuentemente dirige sus campañas publicitarias hacia los sectores más vulnerables y desprotegidos, como son los adolescentes y los niños.

La codicia insaciable y el avance imparable de este «tecnoentusiasmo», que parece no tener fin (GSM, DCS, UMTS, WLAN, WIFI, DECT, BLUE TOOTH, WI-MAX, 5G), se asemejan a una especie de macabro ritual electromagnético colectivo, cocido a fuego lento. La importancia de este sector estratégico en el PIB y en los ingresos de los medios de comunicación (especialmente vía publicidad) hace el resto, amordazando a la prensa y atando de pies y manos a las autoridades para adoptar medidas sanitarias, que quedan vergonzosamente pospuestas tras los intereses económicos (capítulo 7).

6

LOS SERES VIVOS COMO BIOINDICADORES DEL HÁBITAT HUMANO

E l hombre ha utilizado con frecuencia a los seres vivos para detectar posibles alteraciones en los ecosistemas y en su propia esfera vital. Desde los líquenes, muy sensibles a la contaminación por acumular las sustancias tóxicas en sus tejidos, hasta las aves, que viven en jardines y edificios, una amplia variedad de organismos ha sido utilizada como indicador de la calidad del hábitat humano.

Históricamente, se han utilizado animales para detectar riesgos ambientales, como el caso del canario en las minas, que servía como alerta temprana ante la presencia de gases tóxicos. Estas especies, por su menor tamaño, corta longevidad y mayor sensibilidad a los cambios del entorno, ofrecen señales más evidentes, y además no experimentan efectos psicosomáticos como los humanos —por ejemplo, el miedo a las antenas de telefonía y sus posibles efectos—. Del mismo modo, los árboles, debido a su inmovilidad y exposición continua, se consideran excelentes indicadores biológicos.

Desde hace más de veinte años, el autor ha estudiado los efectos de las radiaciones de telefonía sobre los animales y los árboles, y ha publicado veinticinco artículos científicos, como una forma de valorar indirectamente sus efectos también en las personas. Abordaremos algunos de ellos, junto con otros de investigadores de todo el mundo, en los siguientes epígrafes.

6.1 Los efectos de las radiaciones tecnológicas en los animales y las plantas

Desde la proliferación masiva de las telecomunicaciones sin cable, en los años noventa del siglo XX, el despliegue de las redes de telefonía móvil ha tenido como consecuencia un aumento exponencial de la exposición ambiental a la radiación electromagnética, en el ámbito de las radiofrecuencias (microondas), de todos los seres vivos. Las normas de protección de la salud pública existentes en la actualidad solo consideran los efectos térmicos de la exposición a corto plazo; sin embargo, los efectos biológicos resultantes de la radiación electromagnética dependen de la dosis, existiendo efectos crónicos a largo plazo y una considerable evidencia experimental de efectos biológicos no térmicos que continúa ignorándose a día de hoy. Los animales y plantas son de especial interés para detectar posibles efectos, ya que no se les puede culpar de tener temor o fobia a las nuevas tecnologías.

Los investigadores han prestado poca atención hasta ahora al daño potencial de los efectos de las radiaciones generadas por las antenas de telefonía móvil sobre la vida silvestre, hasta el punto de que este tipo de contaminación electromagnética ni siquiera se considera en los estudios de impacto ambiental, que en buena lógica deberían ser previos y obligatorios antes de la instalación de este tipo de dispositivos emisores.

A pesar de su notable expansión en las últimas dos décadas, la actividad científica centrada en los efectos de las antenas de telefonía sobre la vida silvestre ha sido considerablemente limitada en comparación con la investigación dedicada a otros impactos provocados por infraestructuras humanas, como carreteras, líneas eléctricas o aerogeneradores. Los pocos estudios realizados se han enfocado en el impacto de las colisiones de animales, especialmente en Estados Unidos, donde las torres de comunicaciones son muy grandes y aparatosas. Sin embargo, apenas se ha investigado el gran problema asociado a las antenas: los efectos de la radiación electromagnética no ionizante. Esta forma de contaminación ambiental, omnipresente, afecta incluso a espacios naturales protegidos por estrictas leyes de conservación (Balmori, 2015).

En relación con la exposición a campos electromagnéticos, como hemos señalado anteriormente, se vuelve cada vez más urgente la aplicación del principio de precaución, con el fin de proteger tanto a la fauna silvestre como, por supuesto, a las personas, frente a los efectos ambientales no térmicos. Es necesario establecer mecanismos de control e implementar reducciones drásticas en los niveles de emisión, así como fomentar avances tecnológicos que garanticen su inocuidad para el medio ambiente. De lo contrario, este nuevo y ubicuo contaminante invisible podría socavar los esfuerzos actuales destinados a la conservación de las especies silvestres (Balmori, 2014).

Hace quince años, publiqué en la revista *Electromagnetic Biology and Medicine* un artículo con el título «Mobile Phone Mast Effects on Common Frog (*Rana temporaria*) Tadpoles: The City Turned into a Laboratory» («Efectos de las antenas de telefonía móvil sobre los renacuajos de la rana común (*Rana temporaria*): La ciudad convertida en laboratorio») (Balmori, 2010). En dicho estudio, expusimos huevos y renacuajos de ranas a la radiación electromagnética de varias antenas de telefonía móvil ubicadas a una distancia de 140 metros. El experimento duró dos meses, desde la fase de huevo hasta una etapa avanzada de renacuajo, antes de la metamorfosis. En el grupo expuesto (n = 70) se observó una baja coordinación de movimientos, un crecimiento asincrónico (que resultó en renacuajos grandes y pequeños) y una alta mortalidad (90 %). Mientras que en el grupo control (n = 70) —en las mismas condiciones, pero situado dentro de una jaula de Faraday— la coordinación de los movimientos fue normal, el desarrollo se produjo de manera sincrónica y la mortalidad registrada fue del 4,2 % (figura 18).

Los resultados obtenidos indican que la radiación emitida por las antenas de telefonía móvil, en condiciones reales de exposición, afecta al desarrollo de los renacuajos y provoca un aumento en la mortalidad de los ejemplares expuestos. Estos hallazgos podrían tener importantes implicaciones ambientales, considerando que el entorno actual está sujeto a niveles elevados de radiación electromagnética, procedente de infinidad de antenas de telecomunicaciones. Este trabajo, a pesar de haber sido publicado hace quince años, todavía no ha sido rebatido por ningún científico.

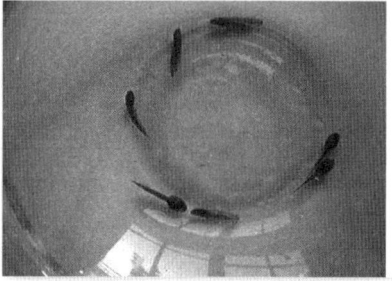 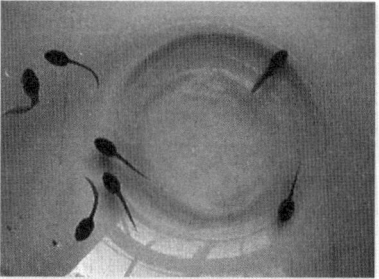

Figura 18: Experimento realizado con renacuajos. A la izquierda, el grupo protegido con una jaula de Faraday. A la derecha, el grupo expuesto. Se observa una clara diferencia en el tamaño y la apariencia de los renacuajos.

Actualmente, existen suficientes fundamentos y evidencia científica para considerar que la radiación electromagnética representa un riesgo, tanto para el medio ambiente como para la salud humana. Numerosos estudios, realizados en animales y en personas, han demostrado de forma reiterada sus efectos adversos. La radiación electromagnética debe ser reconocida como un contaminante ambiental con capacidad para afectar negativamente a la fauna silvestre, lo que justifica la necesidad urgente de abrir nuevas líneas de investigación y destinar recursos específicos a su estudio.

En una revisión sistemática sobre los potenciales efectos ecológicos de los campos electromagnéticos de radiofrecuencia (RF-CEM) en el rango de 10 MHz-3,6 GHz, aproximadamente dos tercios de los estudios científicos mostraron efectos sobre los seres vivos, tanto con altos como con bajos niveles de radiación (Cucurachi *et al.*, 2013). Los niveles considerados bajos en dichos estudios son comparables con los existentes en la actualidad en determinadas situaciones ambientales normales, tanto en el campo como en la ciudad. Estos resultados podrían tener implicaciones importantes para la fauna, especialmente en las zonas urbanas y suburbanas, pero también en las zonas rurales y en los espacios protegidos donde, con cierta frecuencia, existen poderosos emisores de radiofrecuencias.

La evidencia actual indica que la exposición crónica a las radiaciones electromagnéticas, en niveles que se encuentran en el medio ambiente, puede afectar especialmente a los sistemas inmunológico, nervioso, cardiovascular y reproductor. Las directrices existentes de protección de la salud pública solo tienen en cuenta los efectos de exposición térmica a corto plazo y no protegen la vida silvestre de manera adecuada. Los animales expuestos a las emisiones de radiación de las antenas cercanas pueden sufrir problemas que desaparecen cuando se trasladan a zonas alejadas de la fuente emisora, existiendo explicaciones plausibles a nivel celular de lo observado (ver el capítulo 3). Señalaremos a continuación algunos de los efectos potenciales de la radiación electromagnética de origen humano sobre la vida silvestre.

6.1.1 Efectos sobre el comportamiento y la navegación (orientación)

Diferentes grupos animales son sensibles a los campos electromagnéticos de baja frecuencia, y muchas especies están provistas de órganos receptores de los campos eléctricos naturales que actúan como importantes señales para la orientación. Los animales pueden usar la dirección del campo magnético terrestre como una brújula y la intensidad del campo magnético como un mapa de navegación, gracias a las reacciones que se producen en fotopigmentos especializados y a las relacionadas con pequeños cristales de magnetita que poseen en su cuerpo, usando uno de estos sistemas, o ambos a la vez, dependiendo del grupo de animales del que se trate. Los insectos y las aves son extremadamente sensibles a los campos y radiaciones electromagnéticas.

El rápido desarrollo y el aumento del uso de las tecnologías de telecomunicación inalámbrica han provocado un cambio sustancial en la exposición a campos electromagnéticos de radiofrecuencias. Esta mayor exposición se ha producido especialmente en las zonas al aire libre, debido a las emisiones de las estaciones base de telefonía móvil. La evidencia actual indica que la exposición a niveles que se encuentran en el medio ambiente (en las zonas urbanas y rurales con estaciones base cerca) puede alterar los órganos receptores de las aves para orientarse en el campo magnético de la Tierra, aunque las consecuencias de esta alteración sobre la conservación de las especies son todavía desconocidas (Balmori, 2015).

Al igual que con las aves, los campos de radiofrecuencias interfieren con la magnetorrecepción en los insectos. Los sistemas de recepción del campo geomagnético de la cucaracha americana son muy sensibles a las radiofrecuencias, que causan un efecto disruptivo (Vácha *et al.*, 2009), razón por la que la contaminación electromagnética debería ser considerada como un nuevo problema que afecta a la magnetorrecepción de los animales.

Los insectos emplean diversos sentidos para alimentarse; entre ellos, la detección de señales visuales, como el color y la forma. Sin embargo, también son capaces de percibir los campos eléctricos generados por las flores, lo que representa una modalidad sensorial adicional que puede facilitar una comunicación rápida y dinámica entre las flores y sus polinizadores. Algunos insectos, como los abejorros (*Bombus terrestris*), interactúan activamente con estos campos eléctricos, y la capacidad de detectarlos constituye una forma de percepción sensorial potencialmente muy relevante (Clarke *et al.*, 2013).

La capacidad de las abejas para percibir campos eléctricos débiles en la naturaleza representa una modalidad sensorial complementaria a la visión y el olfato, y podría tener un importante valor adaptativo. Se ha observado que las abejas también son sensibles a los campos electromagnéticos pulsados, generados por dispositivos como los teléfonos móviles, lo que puede inducir cambios en su comportamiento (Favre, 2011; Odemer y Odemer, 2018).

Estos resultados podrían contribuir a explicar la disminución global de colonias de abejas registrada en los últimos años, fenómeno conocido como «trastorno de colapso de las colonias» (Colony Collapse Disorder, CCD). Algunos autores sostienen que la exposición a radiaciones electromagnéticas ofrece una explicación más convincente que otras teorías propuestas (Sainudeen Sahib, 2011;

Cammaerts *et al.*, 2012). Según diversos estudios, la intensa radiación generada por teléfonos móviles y antenas de telecomunicaciones puede interferir en el sistema de navegación de las abejas, dificultando su capacidad para regresar a la colmena (Warnke, 2007; Sainudeen Sahib, 2011). De hecho, se ha encontrado una correlación entre la pérdida de colonias durante el invierno en el noreste de Estados Unidos y la ocurrencia de tormentas geomagnéticas (Ferrari, 2014). Este nuevo contaminante ambiental se ha incrementado en varios órdenes de magnitud y se ha convertido en un problema planetario y ubicuo, que podría estar jugando un papel importante en el CCD (Balmori, 2009 y 2021; Bandara y Carpenter, 2018; Migdal *et al.*, 2025), ya sea por separado o actuando de forma sinérgica con otros factores.

El sistema migratorio basado en la magnetorrecepción de algunas especies, como la mariposa monarca, podría estar viéndose afectado por las radiofrecuencias de origen antropogénico, lo que constituiría un posible factor en el declive poblacional que esta especie viene experimentando. Asimismo, se ha observado que las radiofrecuencias pueden influir en el comportamiento de otros invertebrados, como las garrapatas (Vargová *et al.*, 2017).

En un campo electromagnético experimental de aproximadamente 1 V/m, los resultados indican que la radiación de 900 MHz (GSM, sistema global para las comunicaciones móviles) puede afectar gravemente a las células nerviosas de las hormigas expuestas. En particular, se observa un deterioro en la memoria visual y olfativa, así como una pérdida en la capacidad de utilizar señales visuales, lo que repercute negativamente en su comportamiento de orientación y navegación, fundamental para animales que dependen de campos magnéticos para desplazarse (Cammaerts *et al.*, 2012; Balmori, 2015). Cabe destacar que esta intensidad de campo eléctrico es incluso inferior a la que habitualmente encuentran estos animales en su entorno cercano a antenas de telefonía. Por ello, los insectos podrían emplearse como bioindicadores para detectar y evaluar los efectos biológicos de las tecnologías inalámbricas.

Los campos de radiofrecuencia en el rango de los megahercios interfieren con los procesos fundamentales de la magnetorrecepción, desactivando así la brújula biológica de las aves y alterando su capacidad de orientación cuando estas señales están presentes. Por ejemplo, se ha demostrado que los petirrojos son incapaces de utilizar su brújula interna en presencia de radiofrecuencias contaminantes, según lo publicado en la revista *Nature*, por investigadores alemanes de la Universidad de Oldenburg (Engels *et al.*, 2014). En consecuencia, la contaminación electromagnética afecta directamente la sensibilidad magnética de las aves; un hallazgo que debería ser considerado seriamente para el diseño e implementación de políticas destinadas a proteger los hábitats de las especies en peligro de extinción.

Como hemos visto, los campos electromagnéticos modifican la activación de los canales iónicos dependientes del voltaje de las células (Panagopoulos *et al.*, 2000 y 2025; Pall, 2013). Además, al aplicar campos magnéticos adicionales a las células de las abejas (*Apis mellifera*) se observaron cambios en el tamaño de los gránulos de magnetita, y estos cambios de tamaño desencadenaron el aumento del calcio intracelular (Hsu *et al.*, 2007). Por lo tanto, podemos hipotetizar que algunos de los efectos perjudiciales de los campos de radiofrecuencia sobre la orientación de los animales podrían estar relacionados con la interferencia con los canales iónicos de las membranas celulares. En hábitats expuestos a la radiación de radiofrecuencias (entre 1-4 GHz) se encontró que provocaba un efecto aversivo también sobre los murciélagos (Nicholls y Racey, 2009).

El ganado expuesto a las emisiones de radiofrecuencia de 900 MHz provenientes de estaciones base cercanas puede experimentar alteraciones en las proteínas redox y en las actividades enzimáticas. Además, se ha observado que algunos animales son sensibles a esta radiación, mientras que otros no, de manera similar a lo que ocurre en los seres humanos (Hässig *et al.*, 2014). Existe también evidencia científica que indica efectos adversos de los campos electromagnéticos de radiofrecuencia sobre el sistema inmunológico, la glándula pineal, los ritmos circadianos, el estrés oxidativo y la teratogenicidad (presencia de malformaciones).

Recientemente, mi colega Dimitris Panagopoulos ha propuesto en la importante revista *Scientific reports*, de Nature Publishing Group, una nueva teoría que unifica la causa de los efectos biológicos de la radiación electromagnética sobre la salud y también sobre la orientación de los animales, a través de los canales iónicos celulares (ver el epígrafe 8.2) (Panagopoulos *et al.*, 2024). En dicho artículo, describe un mecanismo biofísico para la magnetorrecepción, orientación y navegación animal en el campo magnético de la Tierra, basado en el mecanismo de oscilación forzada de iones en los canales iónicos dependientes de voltaje de las membranas celulares animales. Tras revisar las hipótesis previamente sugeridas, argumentan que los canales iónicos celulares son los sensores electromagnéticos más sensibles en todos los animales. Demuestran que los animales con variaciones periódicas de velocidad reciben fuerzas oscilantes sobre sus iones móviles, dentro de los canales iónicos celulares, que se ven forzados a oscilar, ejerciendo fuerzas sobre los sensores de voltaje de los canales, similares o mayores a las fuerzas de los cambios de voltaje de membrana, que normalmente inducen la activación. Por lo tanto, el campo magnético de la Tierra, en combinación con la variación de la velocidad del animal, puede regular los canales iónicos celulares y alterar la homeostasis celular en un grado que depende, para una velocidad y una tasa de variación de velocidad dadas, de la intensidad del campo magnético terrestre (única en cada latitud) y del ángulo entre la velocidad y el eje del campo magnético de la Tierra, que determina la posición y la orientación del animal.

6.1.2 Efectos sobre la distribución y la pérdida de hábitat

La distribución de una especie se refiere a la forma en que están repartidos sus individuos en el espacio geográfico, mientras que la pérdida de hábitat implica la reducción, fragmentación o alteración del entorno natural que una especie necesita para sobrevivir. Ambos aspectos están estrechamente relacionados, ya que los cambios en el entorno —ya sean naturales o inducidos por la actividad humana— pueden modificar profundamente el lugar donde vive una especie, y si puede seguir existiendo en determinadas zonas.

En el contexto actual, una amenaza emergente y aún poco comprendida para la fauna silvestre es la exposición prolongada a radiaciones electromagnéticas de baja intensidad, como las emitidas por las estaciones base de telefonía móvil. Estudios realizados en Bélgica y España han analizado el posible efecto de estas radiaciones sobre las poblaciones de gorriones comunes (*Passer domesticus*). Los resultados coinciden en un mismo patrón: se observa una menor densidad de gorriones en las áreas donde la intensidad del campo electromagnético es más alta (Balmori y Hallberg, 2007; Everaert y Bauwens, 2007). Esto sugiere que estos campos pueden estar influyendo en el comportamiento, la fisiología o la capacidad de reproducción de estas aves, afectando negativamente su permanencia en ciertos entornos urbanos.

Este fenómeno tiene implicaciones directas en la distribución espacial de los gorriones. Allí donde las condiciones del hábitat se ven alteradas por la radiación —aunque no se perciban cambios visibles, como la tala de árboles o la urbanización intensiva—, las aves pueden evitar esa zona o sufrir una disminución gradual de su población. A largo plazo, esto puede equivaler a una forma de pérdida de hábitat, aunque no en el sentido tradicional. En lugar de ser desplazadas por la destrucción física del entorno, las especies pueden estar siendo expulsadas por cambios invisibles pero significativos en la calidad ecológica del hábitat.

En las grandes ciudades, como Londres, se ha registrado una drástica disminución de las poblaciones de gorriones en las últimas dos décadas. Aunque esta tendencia podría tener múltiples causas (como la contaminación, la escasez de alimento, la urbanización o el cambio climático), el posible vínculo entre la proliferación de antenas de telefonía móvil y la pérdida de estas aves urbanas merece ser investigado con mayor profundidad. La radiación electromagnética podría estar actuando como un nuevo tipo de contaminante ambiental, con efectos sutiles pero acumulativos sobre las especies más sensibles.

En resumen, la exposición a radiaciones electromagnéticas podría estar contribuyendo a una nueva forma de pérdida de hábitat no visible pero efectiva. Se trata de una alteración del entorno que reduce la idoneidad del mismo para determinadas especies, afectando su distribución geográfica y, en casos extremos, contribuyendo a su desaparición local. Este tipo de impacto subraya la importancia de considerar factores tecnológicos no siempre evidentes cuando se estudia la conservación de la biodiversidad urbana. La sección 6.2 abordará en detalle el caso específico de los gorriones y su preocupante declive en muchas ciudades europeas.

6.1.3 Efectos sobre la reproducción y la tasa de reclutamiento

Por otra parte, existe un amplio consenso científico sobre los efectos nocivos de la radiación de radiofrecuencias sobre la reproducción humana y animal. Las líneas de baja tensión generan un campo electromagnético que produce un efecto negativo sobre el éxito de la reproducción de aves (*Ciconia ciconia*) que anidan directamente en los tendidos eléctricos (Vaitkuvienė y Dagys, 2014). Resultados similares se han encontrado en nidos expuestos a la radiación de radiofrecuencias cerca de las antenas de telefonía. Es decir, las antenas de telefonía móvil interfieren en la reproducción de las cigüeñas. Con el objetivo de investigar estos efectos, se realizó un seguimiento de una población de cigüeñas en Valladolid, en las proximidades de antenas de telefonía móvil (Balmori, 2005). La productividad total en treinta nidos situados a menos de 200 metros de las antenas fue 0,86 ± 0,16. En otros treinta nidos ubicados a más de 300 metros de las antenas, la productividad prácticamente se duplicó, con un valor promedio de 1,6 ± 0,14. Doce nidos (40 %) situados a menos de 200 metros de las antenas no tuvieron pollos, mientras que solamente un nido (3,3 %) de los situados a más de 300 metros tuvo ausencia total de crías. La intensidad del campo eléctrico fue más elevada en los nidos situados a menos de 200 metros de las antenas (2,36 ± 0,82 V/m) que en los nidos alejados más de 300 metros (0,53 ± 0,82 V/m). En sitios ubicados a menos de 100 metros de una o varias antenas, donde el haz principal de radiación incidía directamente sobre el nido, muchos polluelos murieron por causas desconocidas (Balmori, 2005). Algunas cigüeñas que intentaron criar a menos de 100 metros de las antenas, en la dirección del haz principal de emisión, ni siquiera lograron construir su nido. Estos resultados son indicativos de que las microondas pulsadas están interfiriendo con la reproducción de las cigüeñas blancas, y corroboran los hallazgos de investigaciones realizadas en laboratorio por otros autores.

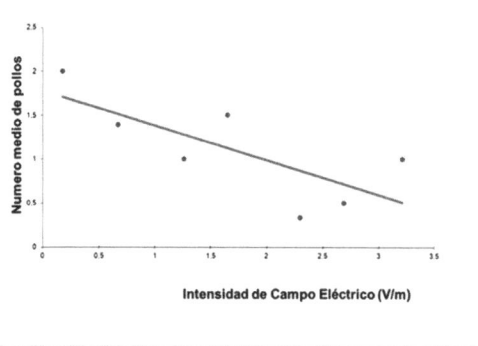

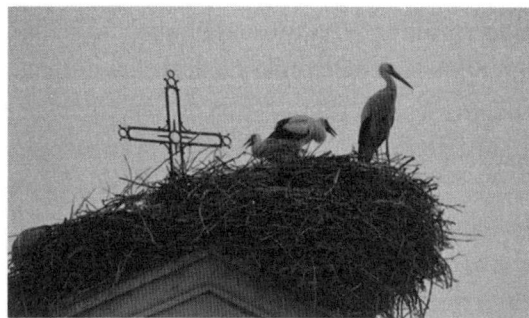

Figura 19: Cigüeñas blancas (Ciconia ciconia) *reproduciéndose lejos de las antenas de telefonía, con dos polluelos. Arriba, resultados del estudio de Balmori (2005), mostrando la relación inversa entre el número de pollos por nido y la intensidad de campo eléctrico.*

Hace dos años (en 2023), un equipo de investigadores publicó un artículo titulado: «Is there an effect of electromagnetic waves from base stations on the breeding success of Ciconia ciconia in Algeria?» («¿Existe un efecto de las ondas electromagnéticas de las estaciones base en el éxito reproductivo de las cigüeñas en Argelia?») (Sakraoui *et al.*, 2023). El trabajo de campo se realizó conforme al protocolo metodológico previamente establecido por el autor en el estudio anteriormente descrito (Balmori, 2005). El objetivo del trabajo argelino fue evaluar los efectos de las ondas electromagnéticas de las estaciones base de la red de telefonía móvil en la reproducción de la cigüeña blanca. Para ello, los autores monitorearon la fenología reproductiva de las cigüeñas en función de la distancia de sus nidos a las antenas de telefonía durante dos temporadas consecutivas, 2020 y 2021. El trabajo se llevó a cabo en el noreste de Argelia, en las provincias de Annaba y El-Tarf. Los nidos se contaron y se dividieron en tres grupos distintos. El primer grupo fueron nidos construidos sobre las propias antenas repetidoras; el segundo, nidos situados a menos de 200 metros, y el tercer grupo, nidos ubicados a más de 300 metros de las antenas. Los autores evaluaron la ocupación de los nidos, el número promedio de crías por nido y la proporción de nidos sin descendencia. Los resultados obtenidos mostraron que los nidos ubicados directamente sobre las antenas presentan un bajo éxito reproductivo, ya que la mayoría (51,9 %) permanecieron sin crías. Aquellos que lograron sacar adelante polluelos mostraron un tamaño de puesta reducido, que no superó las dos crías. En cambio, el número de crías tiende a aumentar en los nidos situados a mayor distancia de las estaciones base. Las nidadas con tres o cuatro crías se registraron, en general, en nidos ubicados a más de 300 metros de las antenas de telefonía móvil. En el análisis de los resultados, se destaca la concordancia con los datos reportados por Balmori (2005), lo que refuerza la idea de que la disminución en el número de polluelos constituye un indicador biológico sensible a los efectos de la radiación electromagnética.

La replicación de estudios científicos por equipos de investigación independientes, como en este caso y en el estudio sobre gorriones que abordaremos más adelante, representa el estándar metodológico más riguroso en la validación de resultados científicos, aunque, desgraciadamente, esta información tan importante indudablemente no aparece en los medios de comunicación de masas.

Diversas investigaciones realizadas con distintos grupos de animales han demostrado que la exposición a las radiaciones de microondas similares a las emitidas por las estaciones base de telefonía móvil provoca anomalías en los espermatozoides de mamíferos. Asimismo, se ha observado que la radiación emitida por teléfonos móviles puede disminuir el desarrollo ovárico y causar daños en el ADN de algunos insectos. No obstante, persisten algunos enfoques, supuestamente científicos, que niegan tanto la existencia de evidencias como la posibilidad de que estas radiaciones afecten la reproducción humana. Esta postura contrasta con los hallazgos de la mayoría de las investigaciones publicadas en la materia (Adams *et al.*, 2014). En estudios experimentales realizados en laboratorio, donde se expusieron huevos de gallina a este tipo de radiación durante todo el periodo de incubación, se registró un aumento significativo en la mortalidad embrionaria (Batellier *et al.*, 2008).

6.1.4 Efectos sobre los árboles y las plantas

Un número limitado de investigaciones han abordado los efectos de las radiofrecuencias sobre las plantas, e indican que estos efectos dependen fundamentalmente de la familia de plantas de que se trate, de la etapa de crecimiento, la duración de la exposición, la frecuencia y la densidad de potencia de la radiación, entre otros factores.

En plantas de tomate (*Lycopersicon esculentum*) que fueron expuestas a una intensidad de campo eléctrico de 5 V/m, durante un período corto (diez minutos), se encontraron cambios en la abundancia de tres tipos de ARN mensajero después de la exposición, como consecuencia directa de la aplicación de los campos de radiofrecuencia. Las similitudes en las respuestas de estos vegetales sugieren que esta radiación es percibida por las plantas como un estímulo nocivo y les provoca estrés celular (Roux *et al.*, 2008).

Hace años, realizamos un monitoreo de los árboles a largo plazo (2006-2015) en las ciudades de Bamberg y Hallstadt (Alemania) que publicamos posteriormente en la revista *Science of the Total Environment*, con el sugerente título: «Radiofrequency radiation injures trees around mobile phone base stations» («La radiación de radiofrecuencias daña los árboles alrededor de las estaciones base de telefonía») (Waldmann-Selsam *et al.*, 2016). Para ello, hicimos un registro fotográfico de observaciones de daños inusuales o inexplicables en los árboles, acompañado de las correspondientes mediciones de los niveles de radiación electromagnética. Muchos árboles mostraron patrones de daño no atribuibles a organismos nocivos, como enfermedades (hongos, bacterias, virus) y plagas (insectos, nematodos), u otros factores ambientales (estrés hídrico, calor, sequía, heladas, sol, compactación del suelo, contaminantes del aire y del suelo).

Las principales características de los daños provocados por la radiación son:

—Los árboles se ven afectados principalmente en un lado (mostrando diferencias y daños unilaterales).

—El daño aparece sin indicios externos de que el árbol esté infestado de insectos, nematodos, hongos, bacterias o virus.

—El daño aparece uno o dos años después de la instalación de las antenas, en árboles que previamente habían crecido bien y estaban sanos

—Con el paso del tiempo, el daño aumenta desde el exterior hacia el interior de la copa.

—Árboles de diferentes especies que se encuentran en la misma ubicación suelen presentar daños similares.

—El daño aparece tanto en ubicaciones favorables (jardines, parques) como en lugares desfavorables, independientemente de la calidad del suelo y otros requerimientos.

—Los árboles que se encuentran en la misma ubicación, pero que están protegidos por edificios o por otros árboles, no presentan daños (figura 20).

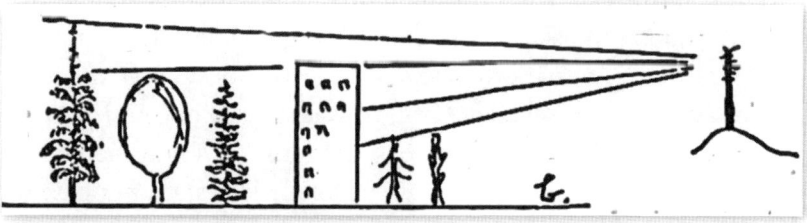

Figura 20. Dibujo realizado por Bernatzky (1986), muy ilustrativo de los daños de las antenas sobre los árboles y de la protección ofrecida por los obstáculos situados ante la fuente de emisión.

—El número de hojas o acículas se reduce. La transparencia de la copa aumenta de año en año.
—Se produce un cambio prematuro de color de las hojas: se vuelven amarillas, rojas o marrones.
—Caída prematura de las hojas.
—Con el paso de los años, se puede observar cómo las ramas más afectadas por la radiación se van secando.
—La punta de la guía del árbol suele secarse (figura 21).
—Los árboles muestran un crecimiento irregular. A menudo dejan de crecer hacia arriba, si el seguir haciéndolo implica recibir más radiación (figura 23).

El análisis estadístico realizado a partir de los datos de campo demostró que la radiación electromagnética de las antenas de telefonía móvil es perjudicial para los árboles (Waldmann-Selsam *et al.*, 2016).

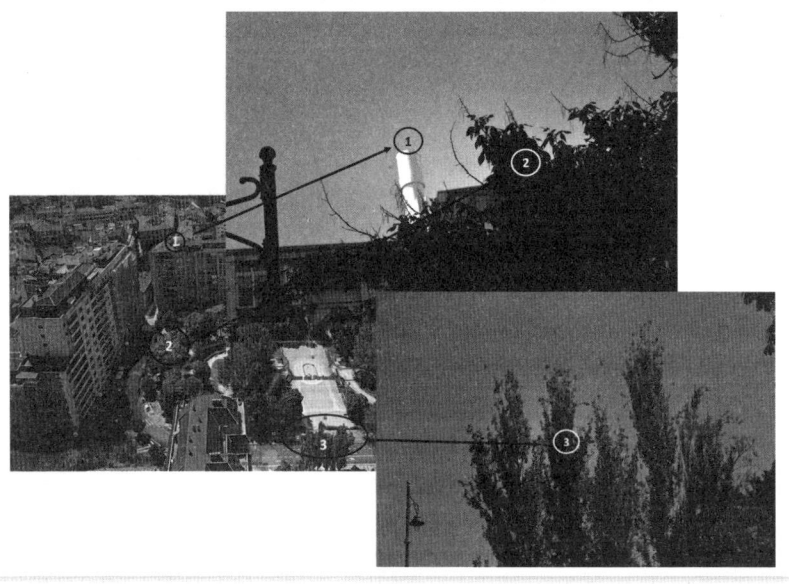

Figura 21: Típicos árboles dañados en las proximidades de una estación base de telefonía. 1: Estación base camuflada. 2: Acer negundo con todas las ramas superiores afectadas por la radiación. 3: Ejemplares de Populus alba con las ramas superiores puntisecas.

Con motivo de los exámenes médicos de personas enfermas por vivir cerca de estaciones base de telefonía móvil, se observaron daños también en los árboles cercanos (copa, hojas, tronco, ramas, crecimiento…), al mismo tiempo que los síntomas clínicos. La evidencia de daño por la radiación se encontró incluso en las macetas dentro de los hogares de los pacientes afectados (Waldmann-Selsam *et al.*, 2016). Casi diez años después de la publicación de este artículo científico, nadie ha podido rebatir sus resultados, pero desgraciadamente tampoco se han tomado medidas para evitar los evidentes daños.

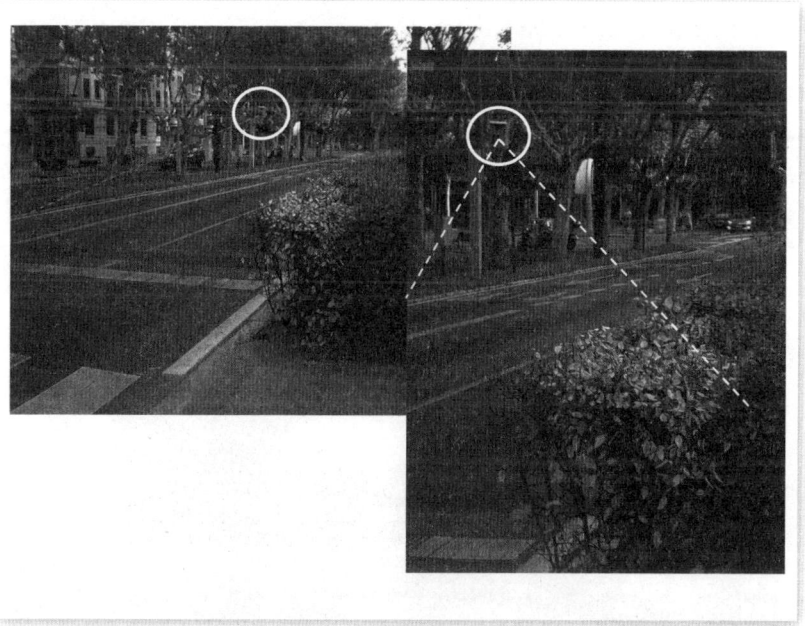

Figura 22: Efectos ostensibles sobre el seto de Viburnum *de la mediana, por la radiación de un radar de tráfico.*

El 18 de febrero de 2011, tuvo lugar en Holanda el primer simposio sobre el efecto de la radiación electromagnética en los árboles[2], en el que se presentaron interesantes resultados que muestran los efectos perturbadores de la radiación sobre los mismos. Esos daños

2   http://www.boomaantastingen.nl/.

fueron advertidos por el autor de este libro y publicados en la revista *Ecosistemas* seis años antes (Balmori, 2004).

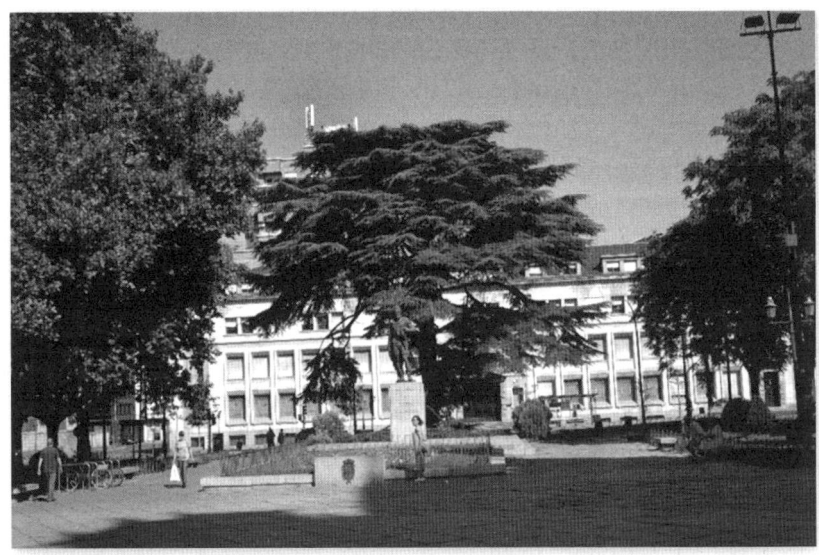

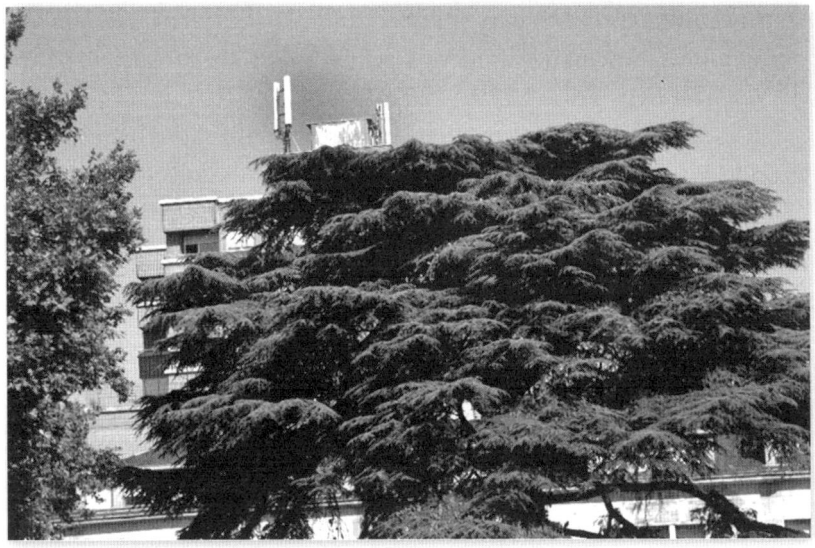

Figura 23: Cedro del Líbano que detuvo su crecimiento apical hace veinte años.

6.2 ¿Por qué desaparecen los gorriones de las ciudades?

El gorrión común (*Passer domesticus*) es una especie conocida por todos, que vive en hábitats urbanos o suburbanos y se ha extendido desde sus áreas originales en Eurasia a numerosas ciudades de todo el mundo. En las últimas décadas, se ha observado un declive de la población de gorriones comunes en varias ciudades europeas. En el Reino Unido, se produjo un descenso del 71 % entre 1994 y 2002 en Londres, y las poblaciones de gorriones de las ciudades del sureste de Inglaterra están desapareciendo a un ritmo más rápido que las rurales. Por ese motivo, el gorrión común ha sido incluido en la Lista Roja de Especies en Peligro de Extinción del Reino Unido. El declive de las poblaciones de gorriones comunes se presenta como un fenómeno bastante global y extendido a lo largo de su área de distribución en Europa (Mohring *et al.*, 2020). En las ciudades de Bruselas, Gante y Amberes, muchas poblaciones de gorriones han desaparecido, y se ha informado de descensos similares en Dublín. En España, en un estudio realizado entre 1998 y 2008, la abundancia de gorriones comunes descendió alrededor del 70 % en los parques urbanos de Valencia (Murgui y Macías, 2010).

El estudio más completo y reciente se ha realizado en París, analizando las características del hábitat a escala muy fina y las tendencias poblacionales de gorriones comunes durante quince años (2003-2017), en 200 puntos diferentes de la ciudad (Mohring *et al.*, 2020). Los resultados obtenidos muestran una disminución drástica del 89 % de los gorriones durante el período de estudio, que ha sido más pronunciada en los lugares que tenían un mayor número de gorriones al principio de la investigación.

Pero el decrecimiento de los gorriones también se está produciendo fuera de Europa. En la India, su número ha disminuido drásticamente en varias partes del país (Singh *et al.*, 2013; Shende y Patil, 2015). Estas reducciones numéricas mundiales son preocupantes, ya que los gorriones comunes suelen vivir en ciudades y zonas suburbanas, y son un importante bioindicador del estado de salud de los ecosistemas urbanos, actuando como especie centinela para los seres humanos.

A pesar de haberse realizado numerosos estudios para explicar este descenso, no existe una teoría sólida sobre las causas subyacentes que resuelva el enigma, aunque hasta la fecha se han propuesto varias hipótesis. En 2021 publiqué un artículo en la revista *Birds*, argumentando que existen indicios sólidos de que el aumento de la radiación electromagnética a nivel mundial, y especialmente en las ciudades, puede estar interviniendo de alguna manera —en combinación con otros factores— en la disminución de la especie.

6.2.1 Hipótesis planteadas para explicar el declive del gorrión común

Las hipótesis explicativas más importantes que se han planteado hasta ahora son las siguientes:

—Falta de alimento en áreas urbanas que afecta tanto a los polluelos como a los adultos; en particular, carencia de insectos, con los que los adultos alimentan a los polluelos.

—Calles más limpias que resultan en menores oportunidades de alimentación.

—Competencia por el alimento con otras especies urbanas.

—Aumento de la depredación por parte de los gatos domésticos.

—Aumento de la presión de los depredadores debido a una posible recuperación de las poblaciones urbanas de gavilán común (*Accipiter nisus*).

—Pérdida de lugares de nidificación debido a que las casas de nueva construcción a menudo carecen de las cavidades adecuadas para la especie.

—Aumento del uso de pesticidas en parques y jardines.

—Contaminación.

—Transmisión de enfermedades.

Para muchos autores, esta situación puede atribuirse a varios efectos interactivos y acumulativos.

Sin embargo, en el estudio realizado en París que mencionábamos antes (Mohring *et al.*, 2020), los gorriones comunes no carecen realmente de zonas de nidificación. Asimismo, disminuyeron en todos los lugares y las tendencias en su abundancia fueron independientes de las características del hábitat; incluso las áreas con amplios espacios verdes no proporcionaron suficiente calidad para asegurar el mantenimiento de grandes poblaciones. Además, en París, los gavilanes (*Accipiter nisus*) se reprodujeron por primera vez en 2008, cuando los gorriones comunes ya se encontraban claramente en declive, por lo que no resulta tampoco un factor explicativo.

Por otro lado, es bien conocido que la contaminación (calidad del aire) puede causar efectos fisiológicos negativos, como un aumento del estrés oxidativo, y afectar negativamente la reproducción de los gorriones. Pues bien, los autores del estudio de París examinaron la evolución de dieciocho contaminantes atmosféricos en la ciudad durante el período de análisis (2003-2017), y los relacionaron con la abundancia de gorriones comunes. Descubrieron que las cifras más altas se registraron al principio del período, cuando la contaminación atmosférica era más elevada, y que no se produjo un deterioro de la calidad del aire durante los quince años de estudio. Por ese motivo concluyeron que la contaminación atmosférica no es la responsable del declive observado, así como tampoco lo fueron las fluctuaciones meteorológicas. Los autores explican que su estudio no evaluó la posible influencia de otras perturbaciones urbanas específicas que se habían propuesto anteriormente como posibles causas, como el aumento de la contaminación acústica, lumínica y/o electromagnética. No evaluaron tampoco la influencia de la creciente abundancia de gatos domésticos (el otro gran depredador de los gorriones), ni la creciente competencia interespecífica con otros explotadores urbanos, ni la existencia de enfermedades y parásitos (Mohring *et al.*, 2020). Precisamente otro estudio más reciente mostró que la malaria aviar (*Plasmodium relictum*) tiene una mayor prevalencia en los gorriones de Londres y podría estar contribuyendo a la tendencia decreciente de esta especie (Dadam *et al.*, 2019).

6.2.2 La radiación electromagnética como factor probable

En Flandes, Bélgica, se investigó el posible efecto de la exposición prolongada a la radiación electromagnética de baja intensidad, emitida por estaciones base de telefonía móvil (GSM) sobre el número de gorriones comunes durante la época reproductora (Everaert y Bauwens, 2007). El estudio se llevó a cabo mediante un muestreo de 150 puntos en seis áreas diferentes, para examinar la variación geográfica del número de machos de gorrión a pequeña escala, y al mismo tiempo se midió la intensidad de la radiación electromagnética emitida por las antenas de telefonía. La variación espacial en el número de gorriones se correlacionó negativamente con la intensidad de campo eléctrico de la telefonía móvil (bandas de frecuencia de 900 y 1800 MHz). Esta correlación negativa fue muy similar en cada una de las seis áreas de estudio, a pesar de las diferencias entre ellas, tanto en el número de aves como en los niveles de radiación. Así, este estudio demostró que el número de gorriones se correlaciona con los niveles de contaminación electromagnética, y respalda la idea de que la exposición prolongada a niveles elevados de radiación afecta negativamente a la abundancia o el comportamiento de los gorriones comunes en estado silvestre (Everaert y Bauwens, 2007).

En otro estudio similar, realizado por el autor de este libro (los investigadores belgas del estudio explicado en el párrafo anterior se pusieron en contacto para conocer la metodología que estaba utilizando), se realizó un muestreo de treinta puntos en la ciudad de Valladolid, que se visitaron mensualmente durante más de tres años (n = 40 censos en total), contabilizando los gorriones y midiendo la intensidad media del campo eléctrico (radiofrecuencias y microondas en el rango de 1 MHz a 3 GHz). El resultado fue que la densidad de aves era significativamente más baja en las zonas con elevada contaminación electromagnética, y además se detectó una disminución general de la densidad de aves a lo largo del tiempo (Balmori y Hallberg, 2007).

Dos estudios realizados en India muestran también que los gorriones están desapareciendo de las zonas donde existen antenas de telefonía, en las que la contaminación electromagnética es más elevada (Shende y Patil, 2015; Singh *et al.*, 2013). El primero de ellos se realizó mediante un monitoreo mensual de áreas urbanas y rurales, y reveló que la población de gorriones comunes estaba desapareciendo rápidamente en áreas contaminadas con radiación electromagnética, especialmente en las zonas urbanas, donde las antenas de telefonía están más presentes (Shende y Patil, 2015). En el segundo estudio, que duró dos años, se seleccionaron sitios rurales con abundante disponibilidad de lugares de nidificación, alimento, agua y dormideros, y con bajo riesgo de depredación. En dichas zonas, la población debería aumentar; sin embargo, el autor observó una disminución. Precisamente la reducción de nidos más acentuada se dio en los sitios con mayor número de antenas de telefonía operativas, por lo que el autor propuso que la radiación electromagnética podría ser la causa (Singh *et al.*, 2013).

La falta de presas invertebradas durante el periodo reproductivo, utilizadas para alimentar a los polluelos en el nido, también se ha sugerido como una posible explicación del declive poblacional de gorriones comunes en centros urbanos (Summers-Smith, 2003), ya que la disponibilidad de presas de insectos clave, como *Aphidoidea*, *Curculionidae*, *Orthoptera* y *Lepidoptera*, es fundamental para el crecimiento y desarrollo de los polluelos. Numerosos estudios han demostrado que la contaminación electromagnética podría afectar la cantidad de insectos (ver apartado 6.3), con los que los gorriones comunes alimentan a sus polluelos (Balmori, 2021).

Los estudios revisados y analizados muestran que la radiación electromagnética no solo es un factor plausible, sino probable, por múltiples razones, incluyendo que es el único factor que interfiere con todas las demás hipótesis propuestas hasta la fecha. La radiación electromagnética es un tipo de contaminación que afecta la productividad de pollos, influye negativamente en la fertilidad, disminuye los insectos (Lázaro *et al.*, 2016), causa pérdida de hábitat y deteriora el sistema inmunitario (Galeev, 2000). Es bien conocido que un sistema inmunitario estresado puede agravar la susceptibilidad de las aves a enfermedades infecciosas, bacterias, virus y parásitos.

6.2.3 Efectos de la radiación electromagnética en otras especies de aves

Existen estudios interesantes que investigan la respuesta de las aves urbanas en función de la distancia a las antenas de telefonía móvil, ya que la intensidad del campo eléctrico está determinada por dicha distancia (Balmori, 2009).

Varios estudios realizados en la India investigaron la presencia de diferentes especies de aves cerca de las antenas de telefonía móvil. La mayoría de las aves se encontraron en las zonas de menor radiación y no se detectaron nidos de aves cerca de las antenas (Bhattacharya y Roy, 2014). En otro estudio, la presencia de aves en zonas expuestas y no expuestas fue del 28,08 % y del 71,91 %, respectivamente (Bose *et al.*, 2020). Un tercer estudio encontró que el número de aves registrado en un radio de 200 m alrededor de una estación base de telefonía fue menor que el encontrado fuera de dicho radio (Bhat y Singh, 2019).

Los estudios mencionados anteriormente indican que las aves desaparecen de las zonas más contaminadas por radiación electromagnética. Además, existen trabajos sobre el impacto de la radiación en otros animales, así como investigaciones de laboratorio que demuestran sus efectos a los niveles de intensidad del campo eléctrico presentes en las ciudades. Los resultados de todos estos estudios, considerados en conjunto, respaldan la hipótesis de que la contaminación electromagnética podría ser responsable, por sí sola o en conjunción con otros factores, de la reducción del número de gorriones en las ciudades en los últimos años. Además, la desaparición de los gorriones y la introducción de antenas de telefonía móvil están correlacionadas temporalmente: el declive de los gorriones coincide cronológicamente con el despliegue de las redes de telefonía móvil, especialmente durante las últimas décadas. Asimismo, se conocen los mecanismos de acción de los efectos no térmicos de la radiación electromagnética que podrían afectar a los gorriones y provocar su declive. Por lo tanto, la radiación electromagnética debe considerarse seriamente como un factor de disminución de los gorriones domésticos, probablemente en sinergia con los otros factores propuestos anteriormente. Precisamente, el estudio realizado en París sugiere que se han producido cambios ambientales específicos en esta ciudad durante los últimos quince años y que las condiciones actuales no son adecuadas para el mantenimiento de densas poblaciones locales de gorriones comunes (Mohring, 2020).

6.3 El pronunciado declive de los insectos

6.3.1 Importancia de los insectos y sus servicios ecosistémicos

Existen numerosos estudios que demuestran la importancia fundamental de los insectos como especies clave en los ecosistemas. Algunos de los servicios ecosistémicos más importantes que prestan son la regulación climática, la polinización de los cultivos, el control de las plagas agrícolas y la dispersión de semillas. Además, los insectos descomponedores (también conocidos como detritívoros o saprófagos) reciclan los nutrientes en los ecosistemas al alimentarse de materia orgánica muerta (restos de plantas y animales, excrementos, etc.), liberando los nutrientes que contienen y poniéndolos de nuevo a disposición de las plantas y otros organismos, completando el ciclo de la materia. Por estos motivos, los insectos constituyen la base estructural y funcional de muchos de los ecosistemas del mundo, pero además son la principal base alimenticia para numerosas aves, reptiles, anfibios y murciélagos.

6.3.2 El declive actual de los insectos y sus causas

Un estudio realizado a través del seguimiento de los insectos que chocan contra los parabrisas de los automóviles en zonas rurales de Dinamarca, con datos recopilados entre 1997 y 2017, concluyó que el número de insectos había disminuido un 80 % durante esos veinte años. Los autores atribuyeron ese descenso principalmente a las prácticas agrícolas modernas y al uso de pesticidas (Møller, 2019). Tras revisar setenta y tres informes históricos sobre la disminución de insectos en todo el mundo, otro estudio reveló que la biodiversidad de los insectos está amenazada a nivel mundial, y las tasas de declive podrían llevar a la extinción del 40 % de las especies. Según los resultados de dicha revisión, los grupos más afectados son los lepidópteros (mariposas), himenópteros (abejas y hormigas) y coleópteros (escarabajos) en los ecosistemas terrestres, y los odonatos (libélulas), plecópteros, tricópteros (frigáneas) y efemerópteros (efímeras) en los acuáticos. Los autores concluyen que las principales causas plausibles son, en orden de importancia, las siguientes: la pérdida de hábitat, especialmente por cambios agrícolas intensivos y la urbanización; la contaminación, principalmente por pesticidas y fertilizantes sintéticos; las especies invasoras introducidas, y el cambio climático (Sánchez-Bayo y Wyckhuys, 2019). Además, varias investigaciones han encontrado evidencia de disminuciones en una gran proporción de las especies de polinizadores. La disminución de los polinizadores puede tener importantes impactos ecológicos y económicos que podrían afectar significativamente el mantenimiento de la diversidad de plantas silvestres, la producción agrícola y el bienestar humano (Lázaro *et al.*, 2016). La pérdida de diversidad y abundancia de insectos provoca efectos en cascada en las redes tróficas y los servicios ecosistémicos (Møller, 2019).

6.3.3 La radiación electromagnética puede estar contribuyendo al descenso

Los insectos son especialmente sensibles a la radiación electromagnética. Un número creciente de informes indica que moscas y arañas, entre otros invertebrados, desaparecen de las zonas que reciben los niveles más altos de radiación de las antenas de telefonía móvil. Estas observaciones concuerdan con numerosos estudios que demuestran los efectos negativos de la radiación electromagnética sobre el éxito reproductivo, el desarrollo y la orientación (Balmori, 2021; Lázaro *et al.*, 2016).

La evidencia de los efectos no térmicos de las radiaciones electromagnéticas se conoce desde hace cincuenta años. Un estudio demostró que la capacidad reproductiva de las moscas de la fruta disminuyó entre un 50 % y un 60 % tras la exposición a la señal de radiofrecuencia de un teléfono móvil durante los primeros dos a cinco días de vida adulta (Panagopoulos *et al.*, 2004). Investigadores belgas demostraron experimentalmente el efecto de las ondas electromagnéticas de 900 MHz en el aprendizaje olfativo y visual de las hormigas, ya que su velocidad y movimientos se vieron inmediata mente alterados por la presencia de esas ondas (Cammaerts *et al.*, 2012).

En algunos estudios realizados en hábitats naturales con antenas de telefonía reales, la radiación electromagnética (REM) emitida por antenas de telecomunicaciones afectó la abundancia y composición de las comunidades de insectos polinizadores silvestres (Lázaro *et al.*, 2016). En otro trabajo sobre los efectos de las antenas de telefonía en la abundancia de varios grupos de insectos, llevado a cabo en Nigeria, los niveles de intensidad de la radiación electromagnética y el número de insectos polinizadores se monitorearon diariamente durante veintidós semanas. La intensidad de la radiación mostró tener efectos negativos sobre la distribución, la diversidad y la abundancia de los insectos en esas áreas (Adelaja *et al.*, 2021). Otro estudio advierte que las longitudes de onda más cortas de los campos electromagnéticos utilizados en las nuevas generaciones de telefonía (5G) son comparables al tamaño corporal de los insectos y, por lo tanto, se espera que aumente su absorción por este grupo de animales (Thielens *et al.*, 2018).

Otro importante trabajo, publicado recientemente en la prestigiosa revista «*Science Advances*», evaluó el efecto de los campos electromagnéticos sobre la eficiencia de polinización de las abejas mediante experimentos de campo y laboratorio. Se observó que dicha exposición causa estrés fisiológico en las abejas, alterando la expresión de genes relacionados con el comportamiento. Además, las plantas de amapola de California cercanas a la fuente de radiación, recibieron menos visitas de las abejas y produjeron menos semillas. Finalmente, se identificó que el campo electromagnético afecta negativamente a la riqueza y abundancia de especies vegetales. El estudio concluye que los campos electromagnéticos tienen efectos perjudiciales sobre la polinización por las abejas y, en consecuencia, sobre las comunidades vegetales (Molina-Montenegro *et al*,. 2023).

Como resultado de la mayoría de las investigaciones realizadas, la radiación CEM puede ser un problema para los insectos y su orientación, y análisis, tanto de laboratorio como de campo, con diferentes especies de invertebrados así lo han demostrado. La radiación electromagnética debe considerarse seriamente como un factor complementario de la drástica disminución de los insectos, actuando en sinergia con la intensificación agrícola, los pesticidas, las especies invasoras y el cambio climático. El grado en que la radiación electromagnética antropogénica representa una amenaza significativa para los insectos polinizadores es un tema sin resolver y plausible. Por estas razones, y teniendo en cuenta los beneficios que aportan a la naturaleza y a la humanidad, debe aplicarse el principio de precaución antes de considerar cualquier nuevo despliegue.

6.3.4 Nuestra revisión sistemática

En el año 2024 publicamos, junto con investigadores centroeuropeos, una revisión sistemática de todos los estudios realizados sobre los efectos de las radiaciones electromagnéticas en los insectos (Thill *et al.*, 2024). En la gran mayoría se encontraron efectos, generalmente perjudiciales, y es improbable que estos hallazgos sean fruto del azar. La existencia de resultados consistentes de numerosos estudios realizados por diversos grupos de investigación, utilizando distintos protocolos, constituye un argumento irrefutable de los efectos adversos de los campos electromagnéticos en los insectos.

Treinta y seis de los cincuenta y cinco estudios sobre campos electromagnéticos de alta frecuencia reportados en dicha revisión utilizaron intensidades de campo inferiores a 6 V/m (~100 mW/m²), y treinta y uno de estos treinta y seis (86 %) encontraron, no obstante, efectos adversos estadísticamente significativos, comenzando con aproximadamente 2 V/m y alcanzando un máximo de alrededor de 6 V/m. Estos niveles se encuentran muy por debajo de los umbrales regulatorios establecidos por la Comisión Internacional de Protección contra las Radiaciones No Ionizantes (ICNIRP) (41 V/m o 61 V/m por encima de 2 GHz), e incluso por debajo de los límites particularmente estrictos que solo se encuentran en unos pocos países (el límite de instalación se mide en lugares donde las personas pueden permanecer durante largos períodos de tiempo, es decir, hogares, escuelas, zonas de trabajo y áreas de juego para niños). Estos hallazgos de efectos biológicos en insectos, a partir de alrededor de 2 V/m, implican que las normas vigentes deben revisarse y hacerse más estrictas, para incluir las preocupaciones sobre la protección de la naturaleza y la vida silvestre.

6.4 El enigma de los varamientos masivos de cetáceos vivos

Uno de los misterios más intrigantes para la comunidad científica y los biólogos especialistas en mamíferos marinos es el de los varamientos masivos, es decir, la aparición imprevista de decenas o incluso centenares de ejemplares todavía vivos, agonizantes en la playa. Con frecuencia, se trata de individuos sanos que, por razones desconocidas, vuelven una y otra vez hacia la costa, a pesar de que las patrullas de rescate intentan de forma reiterada devolverlos al mar.

Las especies que más sufren estos episodios masivos son los calderones, también llamados «ballenas piloto», aunque el problema afecta también a los delfines, marsopas, cachalotes y a la mayor parte de los odontocetos (cetáceos con dientes). Al parecer, su elevado grado de sociabilidad podría jugar un papel importante en estos eventos, ya que en el grupo (más solitario) de los misticetos (donde están incluidas las grandes ballenas de barbas) los varamientos no suelen ser masivos, sino de un pequeño número de ejemplares.

Existen varamientos por causas perfectamente conocidas, provocados por la intervención humana directa, como los causados por actividades pesqueras (por ejemplo, la captura accidental y el enredo en las redes de pesca). Las especies más grandes suelen ser víctimas de colisiones con embarcaciones, mientras que las pequeñas pueden quedar enredadas en las artes de pesca. Otras causas incluyen la caza; las maniobras navales; las operaciones con sonar que provocan perturbaciones auditivas; el trauma acústico por el uso de dinamita; los estudios sísmicos realizados principalmente por la industria del petróleo, y el gas y la toxicidad de determinados contaminantes marinos.

Pero también se producen varamientos de ejemplares que son arrastrados a la costa por causas naturales, sin intervención humana. En este caso, pueden ser causados por desorientación, por encontrarse heridos o enfermos —son algo frecuentes las infecciones por *Morbillivirus* en delfines listados (*Stenella coeruleoalba*) y calderones (*Globicephala melas*)—. Existen también episodios provocados por parasitismo, proliferación de algas tóxicas nocivas y ataques de depredadores. Otras causas que se han propuesto incluyen la configuración costera, eventos oceanográficos, factores topográficos, clima turbulento, errores de navegación, anomalías del viento, cambio climático o alteraciones en la distribución y disponibilidad de presas.

Sin embargo, la cuestión que siempre ha quedado en el aire y que continúa generando incertidumbre entre la comunidad científica y ambientalista es cuáles son exactamente las razones detrás de los varamientos masivos de cetáceos vivos, especialmente en aquellos casos en los que no se ha logrado identificar una causa evidente o concluyente que explique este comportamiento inusual.

6.4.1 Nuestra propuesta

A finales de diciembre de 2023 publicamos un artículo científico que hacía un recorrido por las diferentes causas de los varamientos masivos de cetáceos vivos y proponía una nueva hipótesis para este grave problema de conservación de los mamíferos marinos (Balmori-de la Puente y Balmori, 2024). Planteábamos que la radiación de radiofrecuencias (RFR) antropogénica, emitida por los radares, podría interferir con la orientación y comunicación de los cetáceos, especialmente en el caso de los odontocetos, mucho más sociables, interviniendo de alguna manera en esos varamientos masivos de cetáceos vivos, para los que hasta la fecha no se han encontrado explicaciones plausibles.

Como estamos comprobando a lo largo del libro, los campos electromagnéticos antropogénicos representan una emisión poco conocida y potencialmente importante, que está aumentando en entornos terrestres y marinos, alterando o enmascarando señales ambientales vitales para las especies sensibles a ellos (Hutchison *et al.*, 2020). Algunos autores han advertido que los campos electromagnéticos antropogénicos constituyen la forma de contaminación ambiental de más rápido crecimiento (Levitt y Lai, 2010; Balmori, 2014) y puede representar una amenaza para la orientación de la fauna silvestre (Balmori, 2015). Recientemente se han publicado importantes revisiones sobre los efectos de los campos electromagnéticos de origen tecnológico en los animales, incluidos los mamíferos (Levitt *et al.*, 2022).

Para intentar contrastar nuestra hipótesis, realizamos una amplia revisión bibliográfica sobre los artículos científicos existentes, que trataban los varamientos masivos de cetáceos vivos. Paralelamente, realizamos una búsqueda, en bases de datos accesibles, de radares militares y meteorológicos de todo el mundo en las siguientes fuentes:

—Https://www.radars.org.uk/ (radares militares).
—Https://wrd.mgm.gov.tr/Home/Wrd (radares meteorológicos).

Consideramos la secuencia de la instalación de radares militares y meteorológicos en todo el mundo, así como los varamientos a lo largo de los años, para determinar posibles vínculos con varamientos masivos sin causa conocida, con el fin de encontrar patrones temporales o espaciales en las concentraciones de varamientos a lo largo de la costa o concentraciones espaciales recurrentes en ciertas ubicaciones. Finalmente, para determinar si la RFR antropogénica de los radares militares y meteorológicos pudo intervenir en alguno de estos varamientos, realizamos un análisis de regresión lineal entre el número acumulado de radares y los varamientos con o sin causa conocida en el Reino Unido, donde los datos se registraron de forma más sistemática, combinando el conjunto de datos de radares militares del período 1913-2015[3] y los varamientos acaecidos durante el mismo periodo (Coombs *et al.*, 2019).

---

3   https://www.radars.org.uk/.

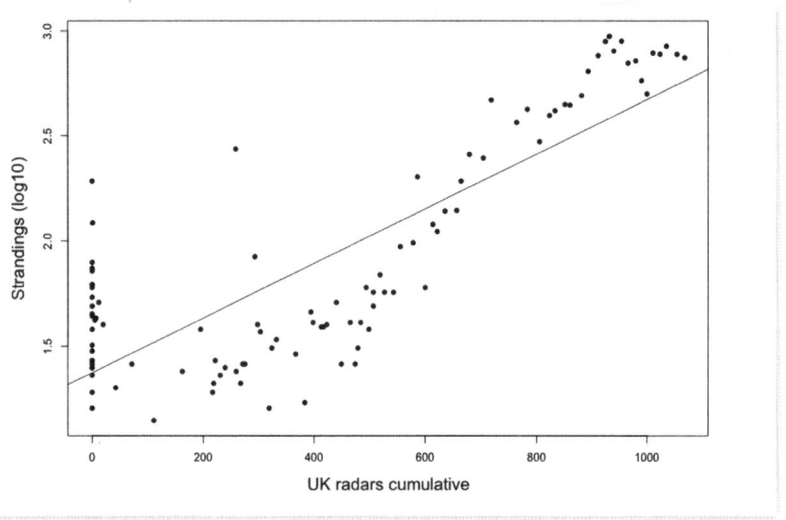

Figura 24: Regresión lineal entre el número acumulado de radares militares instalados en el Reino Unido durante cien años (entre 1913 y 2015) y el número de varamientos de cetáceos.

La revisión bibliográfica reveló numerosos estudios que muestran un aumento en el número de varamientos de cetáceos en las últimas décadas, pero aún no está claro si este aumento está condicionado por la mejor capacidad de detección debido a la mayor presencia humana y vigilancia costera en épocas recientes. En América del Norte y el Reino Unido, se ha producido un drástico aumento en el número de informes de varamientos desde 1970, y especialmente desde 1990, probablemente debido al aumento de las actividades pesqueras, pero también a los esfuerzos del público por informar sobre los varamientos.

La tendencia creciente del número de varamientos es general. Se ha observado un aumento continuo de varamientos en el siglo XX a lo largo de las costas del Reino Unido e Irlanda, especialmente desde las décadas de 1970 y 1980, y entre 2002 y 2014. En Filipinas también se observa una tendencia general al aumento de varamientos desde 2004, sin causa conocida. En la costa gallega (España), se observa un claro aumento en el análisis de especímenes vivos o recientemente muertos, pero la mayor presencia humana realizando el monitoreo de las costas no explica completamente esta tendencia (López *et al.*, 2002). En Australia Occidental, la mortalidad registrada de ballenas jorobadas varadas (*Megaptera novaeangliae*) también está aumentando, y este incremento es independiente del número de observadores (Coughran *et al.*, 2013). Los informes de varamientos de cetáceos en Chile han aumentado de forma constante, especialmente en los últimos veinte años, y los autores de su estudio y seguimiento instan a una respuesta inmediata para comprender las causas desconocidas de este fenómeno (Alvarado-Rybak *et al.*, 2020).

Al mismo tiempo, desde la Segunda Guerra Mundial, se han instalado numerosos radares militares aéreos y navales a lo largo de las costas de todo el mundo, y más recientemente se han añadido abundantes radares meteorológicos (figura 25).

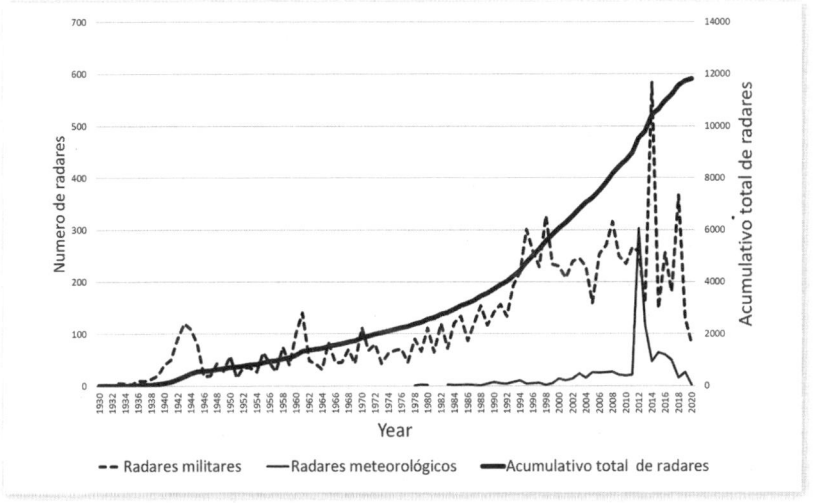

Figura 25: Evolución numérica del número de radares en todo el mundo.

En nuestro estudio, identificamos un total de treinta y un artículos en la literatura científica que informan sobre concentraciones de varamientos sin causas conocidas en el tiempo y el espacio. Estos estudios se evaluaron cuidadosamente para identificar radares en sus proximidades (~50 km), utilizando bases de datos públicas e inspecciones visuales de dichas zonas con la herramienta Google Earth.

Se encontraron radares próximos en el 65 % (20 de 31) de esos casos de varamientos.

En cuanto a la concentración espacial de los varamientos, encontramos siete artículos que muestran patrones claros de aumento de la concentración de varamientos a lo largo de la costa tras la instalación de un radar. Observamos, por tanto, una acumulación de varamientos en diferentes zonas del mundo tras la instalación de un radar (puntos negros). Además, se encontró una evidencia temporal adicional, ya que en varias de las zonas estudiadas se produjo un aumento claro de varamientos a partir de la fecha de instalación del radar.

Aunque podría argumentarse que las ondas de radar no afectan a los cetáceos, porque viven bajo el agua, es bien sabido que las radiofrecuencias pueden penetrar en el agua hasta cierta profundidad. Por ejemplo, otras radiaciones electromagnéticas con longitudes de onda más cortas, como la luz visible, penetran decenas de metros en el agua en la zona fótica. Por otro lado, muchas especies de cetáceos, como los calderones o los delfines, pasan bastante tiempo en la superficie, con parte de su cuerpo fuera del agua debido a su forma de desplazarse y a su necesidad de respirar.

Por lo tanto, la existencia de una relación entre la instalación de radares y la ocurrencia de varamientos masivos de ejemplares vivos es plausible.

6.4.2 La magnetorrecepción en los cetáceos y su posible implicación

Existe una evidencia creciente que indica que el sentido magnético desempeña un papel importante en la orientación y las migraciones de los cetáceos, y los varamientos de ejemplares vivos se asocian con anomalías en el campo magnético terrestre. Por lo tanto, una explicación plausible para los varamientos de ejemplares vivos es la desorientación de los cetáceos migradores, provocada por tormentas solares que causan perturbaciones en el campo geomagnético debido a los flujos de energía variables que llegan a la Tierra desde el sol. Las manchas solares están fuertemente correlacionadas con las tormentas solares (que estudiaremos en el capítulo 9), y se ha demostrado que las radiofrecuencias que llegan a la Tierra están estrechamente relacionadas con los varamientos de las ballenas grises (*Eschrichtius robustus*) (Granger *et al.*, 2020).

6.4.3 Las radiofrecuencias antropogénicas podrían tener los mismos efectos que las procedentes del sol

Investigaciones realizadas con aves migratorias demostraron que las radiofrecuencias interfieren directamente con los procesos primarios de magnetorrecepción y desactivan la brújula de las aves mientras están presentes. Otros investigadores han confirmado que las aves migratorias no pueden usar sus brújulas magnéticas en presencia de ruido electromagnético urbano, y los campos electromagnéticos de radiofrecuencia antropogénicos alteran la función de sus sistemas sensoriales (Engels *et al.*, 2014). El ruido electromagnético de radiofrecuencia también desorienta a ratones y artrópodos (Phillips *et al.*, 2022; Vácha *et al.*, 2009).

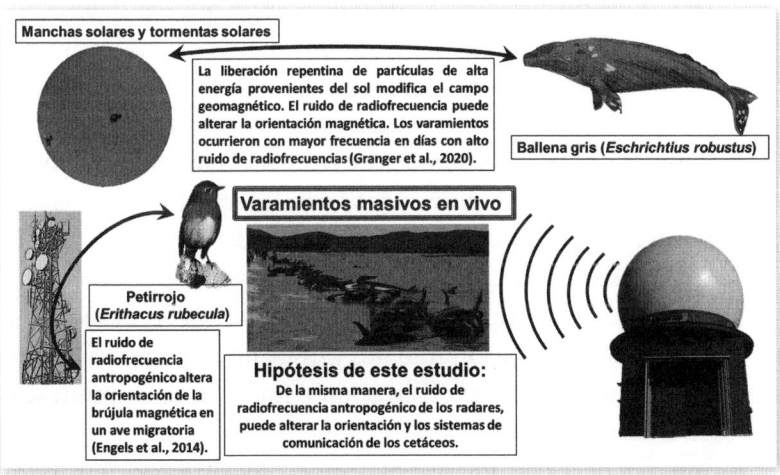

Figura 26: Hipótesis propuesta en nuestro trabajo, considerando los estudios de Granger et al., (2020) y Engels et al., (2014).

119

Por lo tanto, con el conocimiento actual sobre la interferencia provocada por las RFR sobre el proceso de magnetorrecepción, es plausible que los radares instalados por humanos (que operan en el orden de unos pocos GHz) puedan desorientar a los cetáceos e intervenir de alguna manera en los varamientos masivos de ejemplares vivos (figura 26).

6.4.4 Mecanismos de acción

El radar emite repetidamente pulsos de corta duración, mientras que la onda portadora es una señal de radiofrecuencia. Existen varias maneras en que los pulsos de radiofrecuencia de los radares podrían provocar varamientos.

—El mecanismo de expansión termoelástica. La percepción auditiva humana de las radiofrecuencias pulsadas se ha reportado desde la década de 1940 y podría ser el resultado del mecanismo de expansión termoelástica (Foster y Finch, 1974). Los cetáceos pueden ser muy sensibles a los efectos termoelásticos de los pulsos de radar, incluso más que los humanos, ya que perciben pulsos mucho más cercanos en el tiempo, incluso cuando la distancia entre los pulsos es de milisegundos.

—Las vocalizaciones de los delfínidos. Las vocalizaciones de los delfínidos tienen dos clases funcionales: clics de ecolocalización, utilizados para la navegación y orientación en el océano, y sonidos pulsados y silbidos de frecuencia modulada, empleados con fines de comunicación (señales sociales). Los cetáceos pueden usar pulsos de alta frecuencia (50-200 kHz) para detectar a sus presas, mientras que los pulsos de frecuencias más bajas (hasta 20 Hz) son los preferidos para la comunicación y la navegación. Por lo tanto, los pulsos de radar podrían interferir tanto con la ecolocalización como con la comunicación de estos animales.

—Interferencia con los sistemas de ecolocalización. Los odontocetos utilizan la ecolocalización tanto para la detección de presas como para la navegación. Por ejemplo, los delfines poseen un sistema auditivo bien desarrollado, posiblemente el más desarrollado entre los animales. Pueden oír en un amplio rango de frecuencias y tienen una gran capacidad para percibir señales extremadamente cortas de decenas de microsegundos. Las características específicas de la cóclea y del sistema nervioso auditivo sugieren una mayor necesidad de detalles y un procesamiento rápido de la información acústica en el entorno acuático, que transporta el sonido más rápidamente que el aire.

—Interferencia con los sistemas de comunicación por pulsos de los odontocetos. Todos los odontocetos producen sonidos específicos en ráfagas pulsadas con una alta tasa de repetición (> a 300 pulsos por segundo) o intervalos cortos entre pulsos (< a 3 ms). El radar puede simular estos pulsos de comunicación y provocar confusión en los grupos más sociales, como los odontocetos. Precisamente, como hemos visto, los odontocetos son los más frecuentemente involucrados en varamientos masivos de animales vivos. Este tipo de interferencias en la propia comunicación de los odontocetos podría explicar la obstinación de regresar una y otra vez a la costa, una escena frecuente cuando los equipos de rescate intentan devolver a los animales a mar abierto.

—Además, existen otros mecanismos de acción bien conocidos de las radiofrecuencias pulsadas de baja frecuencia. Algunos de los efectos disruptivos pueden estar asociados con la apertura de los canales de calcio dependientes del voltaje en las células, y con las interferencias sobre las ondas cerebrales, como hemos visto en capítulos anteriores. Precisamente algunos estudios realizados en murciélagos (estos animales también utilizan la ecolocación para alimentarse) han demostrado que la radiación electromagnética asociada a las instalaciones de radar puede provocar una respuesta conductual que disuade a estos animales de acercarse a ellos (Nicholls y Racey, 2007).

Resultaría presuntuoso, ingenuo y metodológicamente incorrecto atribuir los varamientos masivos de cetáceos exclusivamente a la influencia de las radiaciones electromagnéticas. No obstante, descartar de antemano su posible relevancia dentro del amplio abanico de factores que podrían intervenir en este complejo fenómeno sería igualmente una postura acientífica y reduccionista, contraria al espíritu de una investigación rigurosa y abierta.

7

CUANDO LA CIENCIA COLISIONA CON LA ECONOMÍA

7.1 Conflictos de intereses

Como hemos visto en los capítulos anteriores, los seres vivos (y desde luego las personas) somos extremadamente sensibles a las radiaciones electromagnéticas artificiales que afectan de una manera u otra a nuestras células y órganos, de la misma forma que lo hacen los *sferics* naturales procedentes de la atmósfera y de los terremotos o las radiaciones solares (capítulos 8 y 9).

Existen poderosos motivos a nivel oficial para no apoyar un mayor número de investigaciones sobre los efectos de las radiaciones electromagnéticas en los seres vivos. En una sociedad demasiado enfocada al crecimiento económico de las grandes empresas, se ignoran, se desprecian o se silencian los estudios, investigaciones u opiniones contrarias a la versión oficial. Se tiende a atribuir una mayor importancia y mayor publicidad, que desemboca en una mayor repercusión social, a la investigación que favorece las leyes del mercado (las que propician mayor negocio y rentabilidad), llegando a perseguirse los descubrimientos contrarios a ellas, incluso aunque puedan existir efectos adversos sobre la salud (Hyland, 2001).

Y no es solamente que, con la prisa por hacer accesible esta nueva y valiosa tecnología, se haya prescindido o claudicado de la investigación necesaria sobre su seguridad, como que (de forma aún más censurable) los indicios que ya señalaban sus potenciales riesgos han sido —y continúan siendo— cuidadosa y deliberadamente ignorados, tanto por parte de la industria del sector como de los organismos reguladores nacionales e internacionales (Hyland, 2001).

Esto es precisamente lo que está sucediendo con los numerosos estudios que alertan del incremento de tumores cerebrales en los usuarios de teléfonos móviles, justamente en los puntos del cerebro donde se produce la mayor penetración de la radiación. Lo más grave que se puede decir de un teléfono móvil es que rompe las páginas del libro donde está escrito el secreto de la vida, con los códigos que la hacen posible. Las mutaciones en el ADN son el primer paso para la aparición de tumores y enfermedades neurodegenerativas. Pero, para los que seguimos de cerca el «secuestro de la ciencia» y el escándalo en ciernes que se va fraguando alrededor de este campo de investigación desde hace demasiados años, estos resultados no aportan muchas novedades. Aunque la industria y algunas autoridades los han ignorado sistemáticamente, se puede afirmar que la radiación de los teléfonos móviles a los niveles de densidad de potencia actuales tiene efectos genotóxicos.

Tradicionalmente se había considerado imposible que las radiaciones no ionizantes a bajas densidades de potencia produjeran estos efectos. Pero estos resultados no son nuevos, el equipo de Henry Lai del laboratorio de investigación en bioelectromagnetismo (Departamento de Bioingeniería de la Universidad de Washington) publicó esto mismo hace treinta años, cuando el despliegue de la telefonía móvil se encontraba en sus inicios (Lai y Singh, 1995). Este hallazgo no implica necesariamente daños a la salud de las personas o animales expuestos, ya que las células del organismo tienen eficientes sistemas de reparación celular. Pero, por desgracia, algunos estudios publicados sugieren que los sistemas de defensa y los mecanismos de reparación celular pueden verse afectados también por estas radiaciones (Hallberg y Johansson, 2004). Como explicábamos antes, varios estudios epidemiológicos han encontrado una relación entre el tiempo de utilización de teléfonos móviles y el aumento de aparición de tumores cerebrales (Hardell *et al.*, 2002; Lonn *et al.*, 2004).

Y no se trata de una actitud de supuestas conspiraciones, como tratan de hacer creer las personas contratadas cuyo trabajo consiste en lavar la imagen de las grandes empresas y negocios (apodados generalmente «mercenarios de la duda»), sino de mantenerse al tanto de lo que se va publicando en las revistas científicas, que suele llegar a la sociedad filtrado por el tamiz que prefieran aplicar en cada caso los grandes medios de comunicación. Porque parece bastante evidente que los intereses o preferencias de los grandes medios de información (financiados muchas veces por poderosos accionistas) no tienen por qué ser siempre necesariamente coincidentes con los del conjunto de la sociedad. Se trata de un problema sanitario y medioambiental muy importante que lleva ignorándose varias décadas, desde el inicio del uso generalizado de los teléfonos móviles. Desgraciadamente, los medios no suelen hablar de esto, igual que tampoco mencionan, con honrosas excepciones, los graves efectos de las vacunas COVID de RNA mensajero (Patone *et al.*, 2022; Hwang *et al.*, 2025; Koizumi y Ono, 2025).

No es la primera vez en la historia reciente, ni indudablemente será la última, que los intereses creados ocultan informaciones del máximo interés para los ciudadanos. A lo largo del siglo XX se han producido varios episodios de «secuestro de la ciencia» por parte de las grandes empresas multinacionales que retrasaron con éxito la toma de decisiones, como en el caso del amianto, el tabaco, el cambio climático o los transgénicos (ver revisión en Egilman y Bohme, 2005). Esto mismo podría estar sucediendo con la telefonía móvil, como sugieren algunas revistas especializadas[4]. Y cuando finalmente se reconocen sus efectos, por desgracia, suele ser ya demasiado tarde para muchas personas y, sobre todo, para el medio ambiente, que es el que sufre de forma más directa (y en silencio) esta dramática característica dilatoria de la realidad económica y social humana.

El filósofo Jordi Pigem afirma en un artículo reciente:

---

4 http://www.microwavenews.com/.

Las tecnologías inalámbricas vienen hoy envueltas en una aureola de po-
der, libertad e inocuidad no muy distinta que la que rodeaba a los cigarri-
llos hace medio siglo. Si se puede llegar a demostrar que la gran industria
de las telecomunicaciones ha «conspirado» (parafraseando la sentencia ju-
dicial de 2006 sobre el tabaco) para ocultar los daños a la salud que causan
sus artefactos, su caída sería no menos espectacular que la de la industria
tabacalera hace unas décadas.[5]

En ese caso, los móviles deberán llevar una advertencia sobre los riesgos de su uso, como sucede en la actualidad con las cajetillas de tabaco.

En bastantes ocasiones existe una gran dificultad para demostrar experimentalmente procesos complejos, y ese inconveniente se utiliza como motivo o excusa para el escepticismo, que mantiene o favorece el negocio a costa de postergar o sepultar la evidencia científica. Un problema típico en el ámbito científico es el bien conocido de que las correlaciones no se pueden emplear o adoptar como demostración de causalidad, ya que pueden existir otras variables o circunstancias no consideradas que podrían estar asimismo incidiendo en la relación encontrada entre las variables estudiadas.

La caótica coyuntura actual no debe conducir al desánimo, sino a la reactivación del movimiento social que felizmente resurge en ciudades y pueblos de todo el mundo ante esta nueva y grave amenaza.

Por su paralelismo con las cuestiones analizadas en este libro, haremos a continuación referencia al poderoso influjo de la industria farmacéutica en la medicina actual. La investigación clínica, que afecta la manera en que los médicos practican la medicina, está cada vez más patrocinada por las compañías que fabrican medicamentos y dispositivos médicos. Todos conocemos la importancia de tomar el sol de forma moderada, por su trascendencia en los niveles de vitamina D, un poderoso aliado del sistema inmunitario, con relevantes funciones sobre la salud de nuestro cuerpo. Sin embargo, las campañas mediáticas advierten únicamente sobre sus riesgos (melanoma),

---

5   https://brownstoneesp.substack.com/p/humos-antenas-y-fraudes.

a la vez que animan a la exposición cero y al uso de cremas con un nivel de protección cada vez más elevado (filtros solares) (Hallberg y Johansson, 2004). Mientras tanto, paradójicamente, se publican investigaciones en importantes revistas científicas que explican nuevos descubrimientos y muestran sus efectos beneficiosos. Por ejemplo, las radiaciones electromagnéticas de onda larga procedentes del sol penetran más profundamente en el cuerpo y potencian la función mitocondrial, mejorando la visión (Jeffery *et al.*, 2025).

Un ejemplo del conflicto de intereses en el ámbito de la medicina es el sesgo favorable a la industria de los estudios que están financiados por las farmacéuticas. Diversos trabajos realizados en los últimos años muestran claramente la realidad de ese peligroso sesgo (no hemos de olvidar que la salud es uno de los bienes más preciados de las personas).

Estas revisiones sistemáticas han encontrado que los estudios patrocinados por la industria farmacéutica son a menudo más favorables para el producto del patrocinador en comparación con los que tuvieron otras fuentes de financiación, tanto en el análisis de la eficacia de los fármacos o drogas como en los dispositivos. Una revisión de setenta y cinco investigaciones mostró que la financiación de la industria se asoció con conclusiones de ensayos positivos y resultados estadísticamente significativos más frecuentes (Lundh *et al.*, 2017). El patrocinio de los estudios de medicamentos y dispositivos por parte de las compañías farmacéuticas conduce a resultados y conclusiones de eficacia más favorables que los financiados por otras fuentes, como los organismos oficiales. Otra investigación concluyó que las revisiones sistemáticas con conflictos de intereses relacionados con las compañías farmacéuticas suelen tener conclusiones favorables a la industria y, generalmente, una calidad metodológica inferior, en comparación con las que no tienen conflicto de intereses (Hansen *et al.*, 2017).

Volviendo al asunto de las radiaciones electromagnéticas, en un trabajo de revisión se analizó si la fuente de financiación de las investigaciones sobre los efectos de la radiación de radiofrecuencias de baja intensidad provoca un sesgo en los resultados. Los autores

encontraron que los estudios financiados por la industria de las telecomunicaciones tenían significativamente menos probabilidades de
reportar efectos adversos para la salud en comparación con aquellos
financiados por fuentes independientes o gubernamentales. Este hallazgo sugiere la presencia de un sesgo de financiación, un fenómeno bien documentado en otras áreas científicas, donde los intereses
económicos pueden influir, de manera consciente o inconsciente, en
el diseño de la investigación, la interpretación de los resultados o la
publicación selectiva de los mismos. En la revisión sistemática a la
que nos referimos, se analizaron trabajos de exposición controlada
a radiación de radiofrecuencias con resultados relacionados con la
salud, incluyendo efectos sobre el electroencefalograma, la función
cognitiva o cardiovascular, los niveles hormonales y el bienestar sub-
jetivo. Los autores encontraron que los estudios financiados exclusivamente por la industria ofrecían un mayor número de resultados, pero presentaban una menor probabilidad de reportar efectos
estadísticamente significativos en comparación con los financiados
por agencias públicas u organizaciones benéficas. A partir de estos
hallazgos, concluyeron que la interpretación de los resultados sobre
los efectos en la salud de la radiación de radiofrecuencias debe considerar su fuente de financiación (Huss *et al.*, 2006).

Esta conclusión refuerza lo que ya había señalado años antes el
investigador estadounidense Henry Lai, editor emérito de la revista
Electromagnetic Biology and Medicine, quien evidenció que las investigaciones financiadas por la industria son menos proclives a reconocer los posibles efectos adversos de sus productos. Según Lai, esta
tendencia sugiere un posible conflicto de interés que puede sesgar la
producción y difusión del conocimiento científico en este campo.

7.2 El truculento papel del ICNIRP

En 2015, la asociación AVAATE elaboró un dosier sobre el ICNIRP
(International Commission on Non-Ionizing Radiation Protection)
con el fin de demostrar la existencia de numerosos conflictos de

interés entre sus miembros. El ICNIRP, a pesar de tener un carácter privado, es reconocido por la Organización Mundial de la Salud (OMS) como entidad de referencia para establecer los límites de exposición a las radiaciones no ionizantes a los que deben estar expuestas las personas (y las demás especies), con el fin de evitar que dichas radiaciones afecten a su salud. El hecho de que los miembros del ICNIRP incurran en diversos conflictos de interés, por estar relacionados con empresas interesadas en el desarrollo de las telecomunicaciones y las nuevas tecnologías, perjudica la imparcialidad que debe presidir la regulación de los límites de las radiaciones no ionizantes sobre las personas. No se comprende además que una organización internacional como la OMS, que dispone de numerosos y cualificados recursos públicos para establecer adecuadamente dichos límites, delegue en una organización privada aspectos que afectan a la salud pública de toda la humanidad.[6]

Previamente, AVAATE había elaborado otro informe, que envió a la defensora del pueblo europea, solicitando que examinara y comprobara las denuncias sobre la situación de la mayoría de los miembros del grupo de trabajo europeo sobre ondas electromagnéticas respecto de su adecuada objetividad, y para que promoviera las iniciativas necesarias que eviten los notorios y patentes conflictos de intereses existentes.[7]

Esta misma situación se está produciendo en muchos países de todo el mundo. Por ejemplo, el informe de 2012 del Grupo Asesor sobre Radiación No Ionizante (AGNIR) constituye la base del asesoramiento oficial sobre la seguridad de los campos electromagnéticos de radiofrecuencia (RF) en el Reino Unido, y se ha basado en el realizado por agencias de protección de la salud en todo el mundo. Esta revisión contiene declaraciones incorrectas y engañosas, así como omisiones y conflictos de interés, que la hacen inadecuada para la evaluación de riesgos para la salud. El resumen ejecutivo y las conclusiones generales no reflejan con precisión la evidencia científica

---

6 http://www.avaate.org/spip.php?article2624.
7 http://www.avaate.org/spip.php?article2577.

disponible, y tampoco son capaces de cumplir con su responsabilidad y salvaguardar y proteger a los ciudadanos (Starkey, 2016).

Parece importante mencionar que, como señalamos anteriormente, las grandes compañías de seguros se han negado a cubrir los posibles daños a la salud de las antenas de telefonía, y que los móviles cada vez traen más advertencias (siempre en letra muy pequeñita, no apta para présbitas), como la de alejarlo de la cabeza cuando se está estableciendo la comunicación (ya que es el momento en el que emite más radiación).

En definitiva, la industria está poniendo en riesgo la salud de las personas (Leal *et al.*, 2005) y provocando una contaminación ambiental que, por desgracia, es invisible y que puede tener efectos imprevisibles sobre los seres vivos.

7.3 Llamamientos científicos internacionales

En mayo de 2015 salió a la luz un llamamiento científico internacional, suscrito por doscientos siete investigadores especializados en campos electromagnéticos de cuarenta naciones diferentes, advirtiendo que las directrices internacionales de protección para los CEM (campos electromagnéticos) no ionizantes son inadecuadas. En dicho llamamiento se señala que numerosas publicaciones científicas recientes han demostrado que los CEM afectan a los organismos vivos a niveles muy por debajo de la mayoría de las directrices internacionales y nacionales, y que los efectos incluyen el aumento de riesgo de cáncer; el estrés celular; el incremento de radicales libres; daños genéticos; cambios estructurales y funcionales del sistema reproductor; déficit en el aprendizaje y la memoria; trastornos neurológicos, y efectos negativos en el bienestar general de los seres humanos. El daño va más allá de la especie humana, ya que cada vez hay más evidencia de efectos nocivos para plantas y animales. Estos resultados justifican el llamamiento a las Naciones Unidas (ONU) y a todos los Estados miembros del mundo, para estimular a la Organización Mundial de la Salud (OMS) a ejercer un importante liderazgo en el fomento de la elaboración de directrices para los CEM que protejan a la población, a promover medidas de precaución y a educar al público en general sobre los riesgos para la salud, especialmente de los niños y en el periodo de desarrollo fetal. Dicho llamamiento advierte que, en caso de no tomar medidas, la OMS estaría incumpliendo su cometido como organismo internacional garante de la salud pública.

En 2017 se actualizó dicho llamamiento (en él participó, con su firma y traducción al castellano, el autor de este libro). La introducción decía textualmente:

Llamamiento internacional. Los Científicos piden Protección frente a la Exposición a los Campos Electromagnéticos No Ionizantes. Nosotros somos científicos dedicados al estudio de los efectos biológicos y sobre la salud de los campos electromagnéticos no ionizantes (CEM). Basándonos en las investigaciones revisadas y publicadas en revistas científicas, tenemos una seria preocupación con respecto a la ubicua y creciente exposición a los campos electromagnéticos generados por dispositivos eléctricos e inalámbricos. Estos incluyen —pero no se limitan— a los dispositivos emisores de radiación de radiofrecuencias (RFR), como los teléfonos móviles e inalámbricos y sus estaciones base, Wi-Fi, antenas emisoras, los contadores inteligentes y los monitores para bebés, así como los dispositivos eléctricos e infraestructuras utilizadas para el suministro de electricidad que generan campos electromagnéticos de muy baja frecuencia (ELF EMF).

En marzo de 2018, lo habían firmado ya doscientos treinta y siete científicos especialistas en campos y radiaciones electromagnéticas de cuarenta y una naciones diferentes.

Más recientemente se han producido otros dos nuevos llamamientos internacionales. El primero de ellos, promovido por el Dr. Hardell, eminente investigador sueco sobre los efectos de los teléfonos móviles en la incidencia de tumores cerebrales, está dirigido a las Naciones Unidas, a la Organización Mundial de la Salud y a todos los gobiernos, y reivindica que no se acepten las directrices del ICNIRP, ya que no son científicas y representan un grave riesgo para la salud humana y el medio ambiente, pues permiten la exposición perjudicial de la población mundial, incluidos los más vulnerables. Dichas directrices solo protegen a la industria, no a la salud pública, y por ello pide que se adopten unos límites verdaderamente protectores de los efectos nocivos conocidos de la exposición a los campos electromagnéticos (con frecuencias comprendidas entre 100 kHz y 300 GHz).

El segundo llamamiento, promovido por el norteamericano Arthur Firstenberg (que, por desgracia, ha fallecido recientemente) y firmado por científicos, médicos y organizaciones ambientales, insta a que se paralice el despliegue de la red inalámbrica 5G (quinta generación), incluida la red 5G de los satélites espaciales. Su mensaje es contundente: la implantación del 5G está incrementando la exposición a la radiación de radiofrecuencias (RF) producida por las telecomunicaciones en relación con las redes 2G, 3G y 4G. La radiación de radiofrecuencias ha demostrado ser dañina, y el despliegue del 5G constituye un experimento sobre la humanidad y el medio ambiente que, bajo el prisma del derecho internacional, puede definirse como un crimen contra la humanidad.

Sin embargo, anteriormente a los llamamientos internacionales citados, ya se habían lazando otros muchos en distintos países y regiones en términos similares: Viena (1998), Salzburgo (2000), Alcalá (2001), Declaración de Friburgo (2002), Catania (2002), Benevento (2006), Bruselas (2007), Venecia (2008), Holanda (2009), París (2009), Londres (2009), Porto Alegre (2009), Copenhague (2010) y Suiza (2012), entre otros.

7.4 Las investigaciones más importantes

De lo que no cabe ninguna duda es de la necesidad de seguir investigando (aunque esto no debe utilizarse como excusa para dejar de tomar las medidas necesarias cuando la evidencia se vuelve abrumadora). Los estudios con animales expuestos a estas radiaciones pueden ser muy esclarecedores e imprescindibles para conocer la envergadura del problema al que nos enfrentamos. Como hemos visto en anteriores apartados del libro, al margen de otros síntomas ya descritos, uno de los aspectos más debatidos y que más preocupan es la posibilidad de que estas radiaciones puedan provocar cáncer.

Recientemente, se han publicado y difundido los resultados de dos importantes estudios científicos de gran duración, coste económico e importancia. El primero de ellos fue un estudio americano, realizado por el Programa Nacional de Toxicología (NTP), con un coste de veintiocho millones de dólares. El Programa Nacional de Toxicología de Estados Unidos (NTP) depende del National Institute of Environmental Health Sciences (NIEHS), que forma parte del National Institutes of Health (NIH), del Gobierno de los Estados Unidos. La investigación probó los dos principales tipos de modulación utilizados en la telefonía móvil a nivel mundial, GSM (2G) y UMTS (3G/4G), en un bioensayo de cáncer en roedores de dos años de duración, en condiciones de exposición de campo cercano. Los experimentos incluyeron ensayos adicionales para determinar los criterios de valoración de genotoxicidad (Smith-Roe *et al.*, 2020). Sus resultados se han ido publicando en revistas de alto nivel científico y encontraron evidencia clara de actividad carcinogénica y, más específicamente, schwannomas malignos del corazón, gliomas malignos del cerebro y feocromocitomas benignos, malignos o complejos (combinados) de la médula suprarrenal. También encontraron un mayor daño al ADN (medido mediante el ensayo del cometa) en la corteza frontal de ratones macho, en los leucocitos de ratones hembra y en el hipocampo de ratas macho, lo que indica que las radiaciones de los teléfonos móviles pueden causar daño al ADN y la consiguiente carcinogénesis.

El profesor James C. Lin, presidente del Comité Permanente de Física y Tecnología del ICNIRP (Comisión Internacional para la Protección contra las Radiaciones No Ionizantes) entre 2008 y 2012, y editor durante años de la importante revista científica *Bioelectromagnetics*, publicó un artículo en la revista de la IEEE (la Asociación Internacional de Ingenieros) sobre los resultados del estudio del NTP, señalando que estos sugieren que las pautas actuales de exposición a radiofrecuencias son inadecuadas para proteger la salud humana (Lin, 2019).

El artículo del profesor Lin resume las conclusiones de una conferencia en la que los catorce científicos del panel independiente de revisión por pares del estudio del NTP acordaron esta interpretación de los resultados. Esa reunión independiente sobre el estudio del Programa Nacional de Toxicología (NTP) se llevó a cabo entre el 23 y el 25 de octubre de 2017 en el Research Triangle Park, Carolina del Norte. Durante dicha reunión, el panel, compuesto por científicos independientes, no representando a ninguna institución, empresa o agencia gubernamental, evaluó el informe de investigación del NTP sobre el enfoque de modelado de dosis-respuesta genómica. El profesor Lin hasta ese momento defendía la postura contraria, que fue (y sigue siendo todavía) la del ICNIRP (International Commission on Non-Ionizing Radiation Protection), organismo privado que funciona desde hace muchos años como asesor de la Organización Mundial de la Salud para el tema que nos ocupa. Como hemos explicado ya, históricamente han aparecido muchas evidencias del apoyo directo o indirecto de la industria de las telecomunicaciones a numerosos miembros del ICNIRP (conflicto de intereses). A nadie debería parecerle sorprendente que actualmente el profesor Lin ya no pertenezca al club exclusivo ICNIRP.

Para el Dr. Hardell, del Departamento de Oncología de la Universidad de Orebro (Suecia), que dirigió el grupo que más investigaciones ha publicado en revistas científicas de impacto sobre este tema, los hallazgos del NTP sobre los resultados de schwanoma y glioma en roedores son de especial preocupación, ya que corroboran los resultados publicados en las investigaciones epidemiológicas humanas que se han realizado hasta ahora.

El segundo estudio es italiano, lo realizó durante diez años el prestigioso Instituto Ramazzini y fue publicado en la revista científica *Environmental Research* (Falcioni *et al.*, 2018). Se trata de un amplio estudio sobre carcinogenicidad. Los autores examinaron la exposición de campo lejano a CEM GSM de 1800 MHz y reportaron resultados muy similares a los del estudio NTP que explicamos antes. Específicamente, también encontraron una mayor incidencia de tumores cerebrales y cardíacos en ratas Sprague-Dawley expuestas a la radiación de teléfonos móviles. Sus hallazgos sobre la exposición a radiofrecuencias en el campo lejano (más alejado de la fuente de radiación) son consistentes y refuerzan los resultados del estudio NTP sobre la exposición en el campo cercano, ya que ambos encontraron un aumento en la incidencia de tumores del cerebro y corazón, en roedores expuestos a radiofrecuencias. Además, estos tumores son del mismo tipo histológico que los observados en estudios epidemiológicos realizados con humanos usuarios de teléfonos móviles (Hardell *et al.*, 2007). Ambos estudios experimentales proporcionan evidencia suficiente para solicitar la reevaluación de las conclusiones de la Agencia Internacional para la Investigación del Cáncer (IARC) de la Organización Mundial de la Salud, con respecto al potencial carcinogénico de las radiofrecuencias en humanos.

Kostoff *et al.* (2020) enfatizan que la mayoría de los experimentos de laboratorio realizados hasta la fecha no fueron diseñados para identificar los efectos adversos más graves que reflejan el entorno real en el que operan los sistemas de radiación inalámbrica, ya que muchos experimentos no incluyen la pulsación y modulación de la señal portadora, y la mayoría no tiene en cuenta los efectos adversos sinérgicos de otros estímulos tóxicos.

8
PRESAGIANDO LOS TERREMOTOS

a referencia más antigua que nos ha llegado de un comportamiento animal inusual anterior a un terremoto procede de la Grecia antigua, concretamente del siglo IV antes de Jesucristo (Schaal, 1988). Según antiguos informes, las ratas, comadrejas, serpientes y ciempiés abandonaron sus madrigueras y se dirigieron a zonas seguras varios días antes de la llegada de un terremoto destructivo. Es abundante la evidencia anecdótica de animales (peces, anfibios, reptiles, aves, mamíferos e insectos) que muestran un comportamiento extraño, desde varias semanas hasta segundos antes de producirse el seísmo. Sin embargo, hasta muy recientemente no se había podido dilucidar el mecanismo biofísico que pudiera explicar este fenómeno.

Los países que han demostrado mayor interés científico en la materia son China y Japón, y esto no es una casualidad, ya que uno de los países más propensos a los terremotos del mundo es Japón, por encontrarse muy próximo a una importante zona de subducción de placas tectónicas, donde la devastación por terremotos ha costado innumerables vidas y ha causado enormes daños. Los investigadores han estudiado el comportamiento de los animales desde hace mucho tiempo con la esperanza de descubrir lo que oyen o sienten antes de que la Tierra tiemble, y poder aprovechar esta sensibilidad especial como una herramienta de predicción.

8.1 Factores destacados a los que se atribuye la percepción

Existe una explicación para la percepción de los terremotos por parte de los animales unos segundos antes de producirse y antes de que puedan percibirlo los seres humanos. Las ondas sísmicas generadas en los terremotos se dividen en dos grandes grupos: las ondas P y las ondas S.

En las ondas de tipo P, primarias o de compresión, las partículas que transmiten la forma ondulatoria de presión se mueven en la misma dirección de propagación de la onda. Se trata de movimientos ondulatorios que viajan más rápido y llegan antes que las ondas S, o secundarias, en las que las partículas que transmiten la onda se mueven en dirección perpendicular a la de la propagación de la propia onda.

Las ondas S son percibidas por las personas; sin embargo, no podemos percibir las ondas P. Por el contrario, muchos animales perciben las ondas P porque tienen esa capacidad sensitiva más desarrollada. Esto explicaría su percepción anticipada, apenas unos segundos antes del terremoto y, por tanto, antes de que las personas puedan darse cuenta de lo que sucede (Lakshmi *et al.*, 2014).

Sin embargo, la capacidad de predicción con una antelación de días o semanas al movimiento sísmico que tienen también algunos animales es mucho más difícil de explicar. Una de las teorías que apuntan a que los animales exhiben comportamientos «predecibles» antes de un terremoto se relaciona con las mascotas domésticas perdidas (Schaal, 1988). Un estudio realizado en un área de la bahía de San Francisco encontró un aumento de los anuncios en la prensa local sobre desaparición de mascotas previa a varios terremotos, aunque un análisis posterior no halló una auténtica correlación (Lakshmi *et al.*, 2014).

Un estudio realizado en la Universidad de Osaka (Japón), registrando los ritmos circadianos de ratones, mostró un comportamiento inusual antes del terremoto que se produjo en la región japonesa de Kobe el 17 de enero de 1995. Las actividades de locomoción el día anterior (16 de enero) mostraron aumentos drásticos de movimiento, varias veces superiores a la desviación estándar, lo que fue interpretado como una indicación de que los ratones percibieron algunas señales previas al seísmo (Yokoi et al., 2003).

Cuando se produjo el terremoto de Wenchuan (China), de 8,0 de magnitud, el 12 de mayo de 2008, se estuvo controlando la actividad locomotora y el ritmo circadiano de ocho ratones durante treinta y ocho días. Los investigadores comprobaron que su movilidad disminuyó drásticamente en seis de estos ejemplares tres días antes del terremoto, y se perdió el ritmo circadiano de su actividad. Ese cambio de comportamiento duró seis días, hasta que la actividad locomotora retornó a su estado original (Li et al., 2009).

También se ha propuesto la existencia de cierta sensibilidad (dolores de cabeza) por parte de algunas personas antes de los terremotos, aunque en el mundo científico existe cierto escepticismo sobre ello (Kirschvink, 2000). De hecho, algunos individuos manifiestan que sienten una presión desagradable o un dolor de cabeza que dura semanas y desaparece de pronto momentos antes del terremoto (Lakshmi et al., 2014).

El comportamiento inusual de los animales también provoca discrepancias bastante controvertidas en la comunidad científica. Aunque ha habido casos documentados de comportamientos animales extraños antes de los terremotos, la opinión del Servicio Geológico de Estados Unidos, una agencia gubernamental que proporciona información científica sobre la Tierra, es la de que nunca se ha encontrado una conexión reproducible entre un comportamiento específico y la ocurrencia de un terremoto. La opinión de los sismólogos americanos es que la mayoría de los datos que existen se basan en recuerdos posteriores de carácter anecdótico, relativos a un período muy corto, inmediatamente anterior a tales eventos, y que la creencia generalizada de que los animales pueden anticipar los terremotos no está todavía suficientemente respaldada por la evidencia científica, habiendo bastante escepticismo hacia esa posibilidad.

Sin embargo, en un estudio de gran interés, publicado en 2010 y realizado en L'Aquila, la capital de la región de Los Abruzos, en el centro de Italia, se hizo un seguimiento de la actividad reproductora de una población de sapos comunes (*Bufo bufo*) antes, durante y después de un terremoto. Los sapos, situados a 75 km del epicentro del seísmo, mostraron un cambio dramático en el comportamiento cinco días antes del terremoto, abandonando la actividad reproductiva y no reanudando su comportamiento normal hasta algunos días después del evento sísmico. Se desconoce a qué tipo de estímulos ambientales anteriores al terremoto respondieron los sapos, pero el cese de su actividad reproductora coincidió con las perturbaciones presísmicas en la ionosfera, que suelen estar asociadas a los movimientos de la Tierra y pueden ser detectadas al generar ondas de radio de muy baja frecuencia (VLF) (Grant & Halliday, 2010).

Existen numerosos casos anecdóticos de reptiles que se despiertan, anfibios que huyen o peces de aguas profundas que salen a la superficie; pero, si tenemos en cuenta que los grandes terremotos son muy raros e impredecibles, los eventos que los rodean son casi imposibles de estudiar en detalle. En este aspecto, el caso de los sapos de L'Aquila fue diferente, porque Rachel Grant, la autora del estudio, estaba realizando un seguimiento de la colonia de sapos como parte de su proyecto de doctorado y observó la desaparición abrupta de los noventa y seis sapos que se encontraban criando, no quedando casi ninguno en tres días, sin cambios meteorológicos o de otro tipo que pudieran explicarlo. Al parecer, tras la publicación de dicho estudio, la NASA mostró interés en el hallazgo y contactó con la doctora Grant.

Los científicos de la agencia espacial de los Estados Unidos han estado estudiando los cambios físico-químicos que ocurren cuando las rocas están bajo fuertes presiones y mucha tensión, y se plantean si estas variaciones pudieran estar relacionadas con el éxodo masivo de los sapos, quizás vinculado a potenciales alteraciones en la química del agua subterránea anterior a los eventos sísmicos (Grant *et al.*, 2011).

Durante la preparación de los terremotos suceden procesos geofísicos a diferentes escalas espaciales y temporales en el interior de la corteza terrestre, en su superficie e incluso en la ionosfera, que afectan también a los seres vivos. En 2011 se realizó un estudio con la participación de varios investigadores interdisciplinares: biólogos, geólogos y físicos de varias universidades inglesas, de Brasil y de la NASA en el Parque Nacional Yanachaga, en Perú. Se registró la abundancia de mamíferos y aves en un período de treinta días, con cámaras de fototrampeo activadas por movimiento, antes del terremoto de Contamana, de magnitud 7, que tuvo lugar el 24 de agosto de 2011. Además, se registraron las perturbaciones ionosféricas derivadas de las ondas de baja frecuencia (VLF) nocturnas. Se observó que la actividad de los animales disminuyó significativamente durante las tres semanas anteriores al terremoto, comparándola con la actividad mostrada en los períodos de baja actividad sísmica. Por su parte, las perturbaciones de la ionosfera comenzaron dos semanas antes del terremoto. La coincidencia de estas dos observaciones de aspectos muy diferentes y aparentemente desconectados, como fenómenos precursores o predictores del temblor, es de gran interés, porque recientemente se ha propuesto que la multitud de los fenómenos que se han observado, previos al terremoto, podrían estar provocados por un mismo proceso físico subyacente (Grant *et al.*, 2015).

En un estudio realizado en Indonesia con peces gato africanos (*Clarias gariepinus*) mantenidos en acuario, se observó un incremento notorio de la actividad anterior a la llegada del terremoto de los cinco ejemplares, que, sin embargo, se habían mostrado muy poco activos durante más de un mes. Los autores proponen que dicho cambio de comportamiento puede ser indicativo de su capacidad para detectar el aumento de la actividad presísmica anterior a los terremotos, quizás como resultado de una respuesta al aumento de las ondas electromagnéticas que los anteceden (Ferasyi *et al.*, 2013).

Una revisión publicada por investigadores de la India detalla los estudios realizados a nivel mundial sobre la predicción de terremotos a partir del comportamiento animal. Esta línea de investigación se basa en la capacidad superior de los animales, en comparación con los seres humanos, para percibir ciertos estímulos geofísicos que suelen preceder a los seísmos (Bhargava *et al.*, 2009).

La República Popular de China ha organizado una red operativa de predicción de seísmos en diferentes provincias del país. En

1968 estableció la primera estación experimental para la predicción de terremotos a través de observaciones biológicas en la provincia de Hsingtai, y posteriormente se fueron estableciendo otras. En agosto de 1971, la Oficina Sismológica Estatal de ese país empezó a recopilar informes sobre el comportamiento inusual de los animales con este fin. Cuatro años más tarde, basándose en dichas observaciones y en mediciones geofísicas, evacuó con éxito la ciudad de Haicheng, varias horas antes de que tuviera lugar el terremoto de magnitud 7,3 el 4 de febrero de 1975. La observación más insólita fue la salida de las serpientes a la superficie en pleno invierno, congelándose a continuación cuando, en circunstancias normales, estos reptiles hibernan durante todo el periodo invernal (Wang *et al.*, 2006). En los tres primeros días de febrero se realizaron además informes sobre el comportamiento extraño de vacas, caballos, perros y cerdos. Este terremoto causó daños considerables en los edificios y en las tierras de cultivo, y se calcula que la evacuación realizada pudo salvar a más de cien mil personas.

De la misma manera, existen informes de un comportamiento animal anómalo que precedieron al terremoto de Tangshan, de magnitud 8,2, que tuvo lugar en 1976, pero, a diferencia del caso anterior, en este no se emitió ninguna advertencia, con el terrible resultado de unas 240.000 víctimas mortales. Al parecer, no todos los terremotos están asociados a un comportamiento animal inusual, y solamente a través de la investigación se pueden descubrir los agentes biogeofísicos que diferencian a unos de otros.

Muchos animales escaparon del gran tsunami que tuvo lugar en Asia en 2004. Los elefantes en Sri Lanka y Sumatra se desplazaron hacia zonas más elevadas antes de que la gigantesca ola llegara a la playa arrastrándolo todo a su paso. En Tailandia, una manada de búfalos pastaba en la playa cuando de repente levantaron la cabeza y miraron hacia el mar, con las orejas en posición vertical. A continuación, se giraron y se fueron hacia la colina, seguidos por aldeanos desconcertados que salvaron su vida de esa forma. Existen informes similares de dueños de perros que estaban desconcertados porque las mascotas se negaron a acudir a su paseo matutino habitual por la playa (Sheldrake, 2005).

Una amplia variedad de vertebrados efectúa comportamientos de «advertencia temprana» que comprendemos para otros tipos de eventos, por lo que es posible que una respuesta de escape ante un terremoto haya podido evolucionar a partir de esta predisposición genética ya existente. Una respuesta instintiva después de una onda P, segundos antes de una onda S más grande, no es un «gran salto», por así decirlo, pero ¿qué pasa con otros precursores que pueden ocurrir días o semanas antes de un terremoto que aún no conocemos? Si de hecho hay precursores de un terremoto significativo que aún tenemos que aprender (como la inclinación del suelo, los cambios del agua subterránea, las variaciones eléctricas o del campo magnético), de hecho es posible que algunos animales puedan detectar estas señales y conectar la percepción con un inminente terremoto.[8]

Precisamente, estos factores existen y los estudiaremos en el epígrafe siguiente.

8.2 Los factores elusivos

Varias investigaciones realizadas en la antigua URSS sugieren que, justo antes de los terremotos, se generan radiaciones electromagnéticas de banda ancha en un rango amplio de frecuencias. Para registrar este fenómeno, en 1980 se llevó a cabo un experimento, en el Observatorio de Investigación Espacial de los Estados Unidos en Japón, en el marco del Programa de Cooperación URSS-Japón. La intensidad de las ondas registradas a una frecuencia de 81 kHz se mantuvo relativamente baja durante todo el día. No obstante, aproximadamente media hora antes del terremoto que tuvo lugar el 31 de marzo de 1980, el instrumento registró un aumento anómalo en

---

8 (Kirschvink, 2000).

la intensidad de esas ondas. Además, con anterioridad a los dos terremotos de magnitud 5 y 6, que tuvieron lugar el 25 de septiembre de 1980 y el 28 de enero de 1981, se observaron emisiones similares de 81 kHz. Los datos de ondas VLF grabados sinópticamente en Sugadaira (Japón) sugieren que poco antes del terremoto también se produjeron radiaciones pulsadas a frecuencias inferiores a 1,5 kHz (Gokhberg *et al.*, 1982).

Marsha Adams estudia los terremotos como investigadora independiente en San Francisco y afirma haber desarrollado sensores que miden señales electromagnéticas de baja frecuencia que le permiten predecir terremotos con más de un 90 % de precisión. Adams sospecha que las señales electromagnéticas de baja frecuencia, generadas por la fractura de las rocas cristalinas en las profundidades de la Tierra a lo largo de las líneas de falla, son biológicamente activas y constituyen las mismas señales que perciben los animales que albergan esa capacidad sensorial (Lakshmi *et al.*, 2014).

Como vimos ya, los animales con sistemas de navegación altamente desarrollados son especialmente sensibles a los campos electromagnéticos. Las aves, por ejemplo, poseen un sistema de orientación muy sofisticado y reaccionan de manera notable ante cambios en las condiciones atmosféricas. Tanto ellas como otros animales muestran comportamientos anómalos durante fenómenos como los eclipses solares, manifestando actitudes que van desde la letargia hasta la inquietud. Diversas investigaciones atribuyen estas reacciones a la influencia de las ondas electromagnéticas. Como explicamos en el capítulo 4, durante la noche la ionosfera presenta una menor ionización, lo que permite que las ondas electromagnéticas se propaguen hasta cien veces mejor a lo largo de la superficie terrestre, y este efecto de la llegada de determinados impulsos electromagnéticos inesperados también podría explicar el sistema de alerta temprana que los animales parecen poseer para predecir los terremotos (Warnke, 2007).

Recientemente, hemos propuesto un mecanismo biogeofísico que tiene bastantes similitudes y encaja perfectamente con la hipótesis de los *sferics* atmosféricos, planteada por Panagopoulos y Balmori

(2017), explicada en detalle en el capítulo 3. Se trata de la posible interrelación entre las radiaciones electromagnéticas precursoras de los terremotos, que funcionarían como un estímulo y serían las causantes del comportamiento anómalo de los animales ante los eventos sísmicos. Las señales eléctricas sísmicas de baja frecuencia e intensidad que se generan en el área prefocal varios días antes de la ocurrencia de un terremoto cumplen con todas las condiciones establecidas para un modelo explicativo de dichos bioefectos (Dologlou, 2010).

Dicho autor sugiere que el comportamiento anómalo de los sapos que explicábamos antes, observado en el terremoto de L'Aquila en 2009 (Grant y Halliday, 2010), podría estar provocado por procesos relacionados con las actividades de las señales eléctricas sísmicas desarrolladas en el área prefocal. Este argumento es respaldado por los siguientes dos puntos clave: primero, las señales eléctricas cumplen todas las condiciones establecidas por el modelo de bioefectos de Panagopoulos *et al.* (2000), es decir, un campo eléctrico de baja frecuencia e intensidad, y, en segundo lugar, se emiten desde el área presísmica, donde se observó el comportamiento extraño de los sapos (Dologlou, 2010).

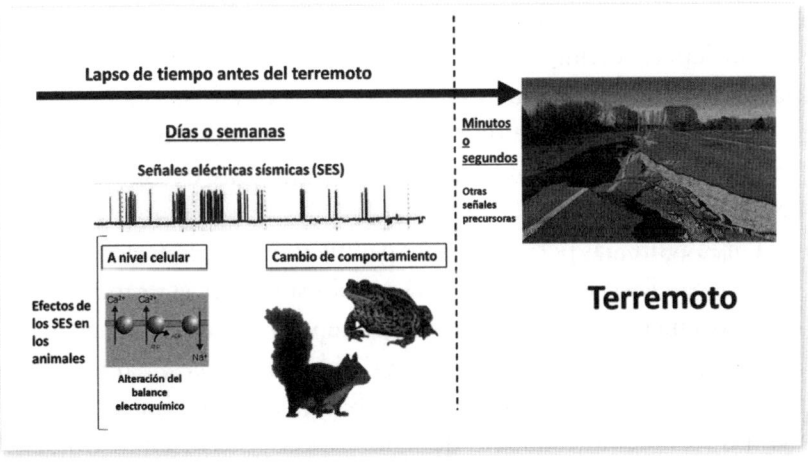

Figura 27: Explicación de la detección temprana de los terremotos por los animales, según Panagopoulos et al., 2020.

145

En nuestro trabajo, publicado en la prestigiosa revista científica *STOTEN* (Panagopoulos *et al.*, 2020), explicamos que, días o semanas antes de los terremotos mayores, se observan cambios en el comportamiento animal a distancias de hasta 500 km del epicentro sísmico. Simultáneamente, se detectan señales eléctricas sísmicas (SES), perturbaciones geomagnéticas e ionosféricas, a distancias similares. Los SES consisten en pulsos unipolares individuales y/o grupos de dichos pulsos, con una frecuencia promedio entre pulsos sucesivos del orden de ~0,01 Hz y una intensidad de campo eléctrico del orden de ~10^{-5}–10^{-4} V/m. En dicho trabajo, demostramos que los organismos vivos pueden detectar las actividades SES a través del mecanismo biofísico propuesto para la actuación de los campos electromagnéticos (CEM) en las células (mecanismo de oscilación forzada de iones), según el cual los CEM polarizados pueden causar una activación irregular de los canales iónicos electrosensibles en las membranas celulares, con la consiguiente interrupción del equilibrio electroquímico celular.

Por otra parte, la disfunción de los canales iónicos altera las concentraciones iónicas intracelulares, y esto desencadena la sobreproducción de *reactive oxygen species* (moléculas altamente reactivas que contienen oxígeno, conocidas como ROS), que pueden dañar las biomoléculas (incluido el DNA), provocando estrés oxidativo por parte de los sistemas/enzimas que las generan en las células, como la cadena de transporte de electrones de las mitocondrias, los sistemas NADPH/NADH oxidasas, las sintetasas de óxido nítrico (NOS), etc.

Por lo tanto, las perturbaciones geomagnéticas e ionosféricas pueden ser percibidas a través de este mecanismo, que es el mismo que explica la meteoropatía, es decir, la percepción de la aproximación de tormentas eléctricas por parte de individuos sensibles, a través de la acción de los *sferics* (Panagopoulos y Balmori, 2017). En consecuencia, los rumores anecdóticos de siglos de antigüedad sobre animales que perciben intensos terremotos y muestran un comportamiento inusual, documentados más recientemente por estudios sistemáticos, ahora se explican por primera vez con base en la naturaleza electromagnética de todos los organismos vivos y las señales electromagnéticas emitidas antes de los terremotos (SES).

Además, este proceso constituye un mecanismo integral que explica todos los efectos adversos biológicos y para la salud conocidos que se han documentado como inducidos por los campos electromagnéticos antropogénicos (Panagopoulos *et al.*, 2000, 2015, 2025) (ver también el epígrafe 3.3).

Durante el gran terremoto ocurrido en Minahasa, Indonesia, investigadores de la India observaron y analizaron señales electromagnéticas de muy baja frecuencia (VLF) previas al seísmo, registradas en las frecuencias de 5, 7, 9 y 12 kHz. Estas señales fueron captadas el 16 de noviembre de 2008 en Kolkata (India) mediante receptores especializados. Los picos de variaciones de las señales se empezaron a detectar pocos días antes del terremoto y se prolongaron hasta varios días después, reduciéndose de forma paulatina hasta desaparecer. La variabilidad temporal de las señales electromagnéticas naturales en la banda VLF (muy baja frecuencia) se yuxtapone con los registros presísmicos (De *et al.*, 2011). Por su similitud con los *sferics* generados en la atmósfera que hemos visto anteriormente (capítulo 3), estos autores denominan *sferics* también a las radiaciones electromagnéticas que acompañan a los movimientos sísmicos, aunque las diferencian de ellos con claridad.

Según investigadores japoneses, un método objetivo para identificar señales electromagnéticas asociadas a un terremoto en un lugar determinado consiste en comprobar que coinciden temporalmente con el evento sísmico y que provienen predominantemente de una dirección específica, como el epicentro o el foco del seísmo. En contraste, los *sferics* generados por descargas atmosféricas (rayos) tienen un origen geográfico mucho más disperso, reflejo de la distribución amplia y espacialmente variable de las tormentas (Asada *et al.*, 2001). Estas señales electromagnéticas en el rango de frecuencias de 1 ~ 10 kHz asociadas a los terremotos son pulsadas y están además polarizadas, cuestión fundamental desde el punto de vista de su actividad biológica (Panagopoulos *et al.*, 2015), como explicamos en el capítulo 3. Tras investigar cuatro terremotos diferentes, Asada y sus colaboradores (2001) demostraron que las señales electromagnéticas generadas no se limitan al momento preciso del seísmo, sino que la actividad máxima de las radiaciones electromagnéticas VLF se produce entre uno y cuatro días antes del movimiento sísmico.

Como sabemos por lo explicado en los capítulos anteriores, este tipo de pulsos electromagnéticos polarizados son percibidos por un amplio elenco de especies y personas sensibles, lo que puede explicar perfectamente las observaciones sobre alertas tempranas o predicciones mostradas por muchos grupos diferentes de animales descritas en la bibliografía científica.

Otro grupo de investigadores japoneses dieron un paso más, realizando experimentos sometiendo rocas de granito, basalto y mármol a gran presión con una máquina de compresión de 500 toneladas. La finalidad era detectar tanto las ondas acústicas como las radiaciones electromagnéticas generadas, para intentar reproducir de esta manera el comportamiento inusual de los animales antes de los grandes terremotos. Como resultado, los investigadores observaron una conducta animal atípica durante el experimento de compresión, con una detección simultánea de ondas electromagnéticas pulsadas, previamente a la detección de las ondas sonoras (las radiaciones electromagnéticas viajan muchísimo más rápido que las ondas sonoras). Además, para evitar posibles factores subjetivos en la observación del comportamiento animal, los investigadores cuantificaron los neurotransmisores hipotalámicos adrenalina, noradrenalina y serotonina en el plasma sanguíneo de las ratas sometidas a experimentación, antes y después de las fracturas de las rocas. Observaron una elevación de la noradrenalina y una reducción de la adrenalina, un resultado diferente de las reacciones a otros factores estresantes, pero similar al que provoca la exposición a las ondas electromagnéticas pulsadas. Por esa razón, concluyeron que el comportamiento anómalo de los animales observado previamente a los terremotos estaría provocado fundamentalmente por las ondas electromagnéticas pulsadas que se generan de forma natural en los procesos sísmicos (Ikeya *et al.*, 2000).

Por otra parte, desde hace años se conoce en el ámbito científico que la actividad atmosférica puede cambiar durante el periodo previo a los terremotos. La generación de fenómenos electromagnéticos en diferentes rangos de frecuencia cubriendo las bandas ELF y VHF ha sido registrada por varios grupos de investigadores independientes en relación con el terremoto de Kobe, que tuvo lugar el 17 de enero de 1995 y alcanzó una magnitud de 7,2. El 9 y el 10 de enero previos, observaron fuertes picos de ondas electromagnéticas presísmicas, presuntamente procedentes del área focal del terremoto. Sin embargo, no pudieron discriminar si estas observaciones estaban relacionadas con el terremoto o con descargas atmosféricas procedentes de tormentas, porque las descargas atmosféricas (rayos) también experimentaron un pico de actividad esos mismos días. Las anomalías detectadas se elevaron al acercarse la catástrofe, lo que coincide con muchos informes de interferencias inusuales en la radio y la televisión. Se detectó una transmisión anómala de las ondas electromagnéticas artificiales en los rangos de VLF y VHF, lo que sugiere la posibilidad de que la ionosfera pueda sufrir también perturbaciones en la etapa final del proceso de preparación de un terremoto (Nagao *et al.*, 2002).

Investigadores de Taiwán demostraron, por medio de una red de detectores de rayos que mantuvo un seguimiento continuo desde quince días antes hasta quince días después del terremoto de Chi-Chi (China), que la generación de rayos aumentó de forma significativa cuatro días antes del seísmo, y que las anomalías de la ionosfera y la atmósfera estuvieron acopladas electromagnéticamente con el terremoto (Tsai *et al.*, 2006). Estos hallazgos apuntan que existe una conexión electromagnética entre los procesos sísmicos y las anomalías en la atmósfera y la ionosfera. Realmente, como comprobaremos en el próximo capítulo, cuando entran en juego también radiaciones procedentes del espacio exterior, el problema se vuelve más complejo.

9
LA ACTIVIDAD GEOMAGNÉTICA DE LA TIERRA Y LAS RADIACIONES DEL SOL

Hasta ahora, hemos estudiado fundamentalmente la capacidad de los *sferics*, tanto los de origen atmosférico como los procedentes de los terremotos, para provocar efectos biológicos y sobre la salud de los seres vivos; pero existen otros factores que complican algo más el escenario de las radiaciones electromagnéticas naturales de baja frecuencia.

Cuando la llegada de partículas de alta energía procedentes del sol (viento solar) es especialmente fuerte y prolongada, hasta el punto de modificar las características de las capas altas de la atmósfera, se originan las tormentas magnéticas. Estas tormentas solares suelen durar entre uno y cinco días, tras los que se recuperan las condiciones magnéticas normales (Palmer *et al.*, 2006).

La posibilidad de que estas erupciones solares puedan afectar a la salud de las personas al nivel de la superficie de la Tierra ha sido un asunto debatido durante varias décadas. El creciente número de artículos publicados en los últimos años revela la existencia de una importante influencia de estos factores geofísicos (los cambios en la actividad solar y las perturbaciones geomagnéticas asociadas) sobre los parámetros fisiológicos, biológicos y de salud en las personas sanas, y, aunque existen dificultades objetivas, las investigaciones en este campo son extremadamente útiles para proteger al hombre de sus efectos nocivos (Stoilova y Dimitrova, 2008). Las alteraciones geomagnéticas también pueden influir en la eficiencia laboral, la concentración y los niveles de ansiedad de las personas. Esto pone de manifiesto la relevancia de la relación entre el espacio exterior y la fisiología humana, no solo para la prevención o el tratamiento de ciertas enfermedades físicas y psicológicas, sino también para la mejora general del bienestar de las personas (Papiliou *et al.*, 2011).

Un equipo de investigadores británicos y franceses publicó una revisión sobre los estudios realizados en el campo de la heliobiología, rama de la ciencia que se ocupa del impacto de la actividad solar en los seres vivos —especialmente en los humanos—, así como de los diversos mecanismos causales implicados (Palmer *et al.*, 2006). Se ha comprobado que los valores extremadamente altos o bajos de la actividad geomagnética —es decir, desviaciones significativas respecto a los niveles normales para una determinada latitud— pueden provocar problemas de salud en los seres vivos. Además, se estima que entre un 10 y un 15 % de la población presenta una predisposición a experimentar efectos adversos en la salud como resultado de estas variaciones geomagnéticas (Palmer *et al.*, 2006). Los resultados de las investigaciones sobre la influencia de la actividad geomagnética en los parámetros fisiológicos humanos son contundentes: la salud humana puede verse afectada por la actividad solar y las perturbaciones geofísicas asociadas a ella (Papiliou *et al.*, 2011). Como puede observarse, existen similitudes que evocan fenómenos como la electrosensibilidad y la meteoropatía, los cuales afectan a un porcentaje determinado de la población, tal como se ha señalado en capítulos anteriores de este libro.

Las especies silvestres también resultan afectadas. Tal como se analizó en el epígrafe 6.4, durante las tormentas solares se producen alteraciones en el campo geomagnético, las cuales se han relacionado con un incremento en los varamientos de ballenas grises (Granger *et al.*, 2020). La mayoría de los investigadores que estudian la relación entre las radiaciones solares y la biosfera coinciden en que el efecto del sol sobre los seres vivos tiene una naturaleza predominantemente electromagnética (Khabarova y Dimitrova, 2008). Las variaciones en la actividad solar, la actividad geomagnética y las concentraciones de iones y electrones en la ionosfera están estrechamente correlacionadas y se encuentran interconectadas por complejos procesos geofísicos. Esta interdependencia dificulta la identificación aislada de los factores clave del entorno natural responsables de los efectos biológicos y físicos observados. Se plantea que la mayoría de estos efectos podrían estar mediados por la alteración de la señal de la resonancia de Schumann, mecanismo por el que todos estos fenómenos estarían interrelacionados (Cherry, 2002).

Por otra parte, se considera poco probable que un único mecanismo biológico pueda explicar la totalidad de los fenómenos observados y descritos. No obstante, existen varios procesos ampliamente reconocidos que se han relacionado con la exposición a radiaciones y pulsos de baja frecuencia. Entre ellos, se encuentran la alteración en la liberación de melatonina inducida por la acción de las radiaciones sobre la glándula pineal; la modificación de la permeabilidad celular mediante su efecto en los canales iónicos, y la alteración de las ondas cerebrales, debido a interferencias electromagnéticas externas. Todos estos mecanismos han sido abordados también en capítulos anteriores.

La bibliografía científica ha documentado de manera reiterada una relación directa entre las alteraciones magnéticas terrestres y la dinámica del infarto de miocardio. Los estudios experimentales muestran un aumento significativo en la tasa de infartos durante episodios de fuertes perturbaciones geomagnéticas (Villoresi *et al.*, 1998). En este sentido, un estudio publicado en la prestigiosa revista *Nature* encontró una alta correlación entre el promedio mensual de ingresos hospitalarios diarios por ataques cardíacos y la actividad geomagnética de la Tierra (Malin y Srivastava, 1979).

Estos hallazgos no son aislados. Investigaciones posteriores han revelado incrementos considerables en los valores medios de presión arterial sistólica y diastólica, coincidiendo con aumentos en la actividad geomagnética. En particular, se ha observado que los valores de presión arterial tienden a elevarse aproximadamente dos días antes de una tormenta geomagnética y permanecen en niveles elevados hasta dos días después del evento (Dimitrova *et al.*, 2009).

Entre 1994 y 2002 se llevó a cabo un estudio en el que se sometió a exámenes médicos a un grupo de 4018 aviadores eslovacos de entre dieciocho y sesenta años, todos ellos en buen estado de salud. La investigación abarcó periodos de elevada actividad solar y geomagnética, con especial atención a la medición de los valores medios de presión arterial sistólica y diastólica (Papiliou *et al.*, 2011). El estudio analizó la significación estadística de la relación entre las variaciones diarias de los índices geomagnéticos —indicadores de la actividad geomagnética terrestre— y los parámetros tensionales mencionados. Los resultados mostraron una correlación significativa, concluyéndose que las alteraciones geomagnéticas están efectivamente relacionadas con cambios en parámetros fisiológicos humanos.

Diversos estudios sugieren que la respuesta a las perturbaciones geomagnéticas varía según el sexo, siendo en general las mujeres más sensibles a los campos geomagnéticos que los hombres (Khabarova y Dimitrova, 2008). Asimismo, las personas que padecen hipertensión arterial representan el grupo más vulnerable a los efectos de las tormentas geomagnéticas, mientras que quienes presentan hipotensión parecen ser menos susceptibles. En cuanto a la edad, el colectivo más afectado corresponde a las personas mayores de sesenta y cinco años, quienes muestran una mayor vulnerabilidad tanto en los niveles de presión arterial como en la incidencia de infartos de miocardio, los cuales tienden a incrementarse en los días previos y posteriores a las perturbaciones geomagnéticas (Mendoza y Peña, 2010).

Como hemos señalado anteriormente, se ha propuesto que las anomalías geomagnéticas que se producen previamente a la ocurrencia de los terremotos también pueden ser un posible factor explicativo de la capacidad de percepción y anticipación de estos eventos, especialmente por parte de los animales que poseen un sistema de magnetorrecepción bien desarrollado para fines de navegación (Kirschvink, 2000).

Las alteraciones geomagnéticas se han vinculado también con una reducción en la excreción de un metabolito de la melatonina (Burch *et al.*, 1999), lo que indica que producen un efecto directo sobre la actividad de la glándula pineal, que es la encargada de la producción de esta importante hormona, reguladora de los ritmos circadianos y de otros procesos muy relevantes en el organismo.

Estudios experimentales realizados en Azerbaiyán, con el objetivo de investigar los posibles efectos de la variabilidad de la radiación solar, geomagnética y cósmica sobre distintos sistemas biológicos —en particular, sobre el cerebro humano, la salud general y el estado psicoemocional—, han demostrado que los episodios intensos de actividad electromagnética pueden provocar alteraciones significativas en la actividad bioeléctrica cerebral. Estos cambios se asocian con efectos emocionales y manifestaciones vegetativas notables en los individuos expuestos (Babayev y Allahverdiyeva, 2007).

Diversas investigaciones han identificado una correlación entre la actividad magnética terrestre y el número promedio de muertes registradas (Warnke, 2007). Entre los efectos adversos para la salud mental, uno de los más estudiados ha sido la depresión, condición que en algunos casos puede derivar en conductas suicidas (Palmer *et al.*, 2006). En esta línea, investigadores sudafricanos y australianos llevaron a cabo un estudio retrospectivo a lo largo de un período de trece años, utilizando datos oficiales sobre tormentas geomagnéticas y suicidios registrados en Sudáfrica. Los resultados revelaron una correlación significativa entre la actividad geomagnética y la incidencia de suicidios, lo que confirma hallazgos previos sobre la influencia de los campos magnéticos ambientales en el comportamiento humano (Gordon y Berk, 2003). Posteriormente, los mismos investigadores obtuvieron conclusiones similares a partir de un análisis de datos procedentes de Australia (Berk *et al.*, 2006).

Se han llevado a cabo investigaciones que evalúan de manera conjunta los índices geomagnéticos y solares junto con diversos factores climáticos, incluyendo seis parámetros meteorológicos. Los resultados indican que la combinación de estos factores genera niveles de correlación que superan los observados al analizar cada parámetro por separado (Khabarova y Dimitrova, 2008). Este hallazgo sugiere la superposición de efectos biológicos derivados de distintas causas, tanto solares, geomagnéticas como meteorológicas.

En Lituania se realizó un estudio que analizó las admisiones hospitalarias de aproximadamente dos mil pacientes en relación con la actividad solar y geomagnética, incluyendo además variables meteorológicas en el momento del ingreso. Los resultados confirmaron que en pacientes con antecedentes de infarto, angina de pecho, enfermedades pulmonares o renales la exposición a radiaciones solares incrementó en un 50 % el número de ingresos hospitalarios (Vencloviene *et al.*, 2013). Es relevante destacar que en pacientes con enfermedad renal previa el riesgo se eleva particularmente cuando las alteraciones geomagnéticas coinciden con episodios de baja presión atmosférica en la troposfera. Cabe recordar, tal como se expuso en capítulos anteriores, que las bajas presiones suelen presentarse asociadas a la llegada de frentes fríos y a la generación de tormentas y *sferics* en la atmósfera.

Como conclusión general de lo estudiado hasta ahora, podemos afirmar que, en un ambiente geomagnético estable, los pulsos electromagnéticos de baja frecuencia provenientes de la atmósfera (conocidos como *sferics*) están principalmente regulados por factores meteorológicos, especialmente los frentes fríos. Sin embargo, durante períodos de actividad solar intensa o debido a otros factores que alteran las características geomagnéticas terrestres —como terremotos o radiaciones cósmicas—, se produce una superposición de efectos electromagnéticos provenientes de estas diversas fuentes, que impactan sobre los seres vivos de manera combinada. Además, al interpretar los resultados y evaluar sus posibles efectos biológicos, es fundamental considerar otros cofactores potenciales, como la existencia de contaminación electromagnética artificial o antropogénica (Palmer *et al.*, 2006).

9.1 Nuevas amenazas para la atmósfera

El lanzamiento de centenares de satélites con fines comerciales representa una nueva amenaza sobre los ecosistemas. Provoca un deterioro de las observaciones astronómicas y la contemplación del cielo nocturno; incrementa la basura espacial, e incluso puede interferir sobre la orientación de los animales, tanto por la modificación de los objetos brillantes visibles como por el aumento de las emisiones de radiofrecuencias.

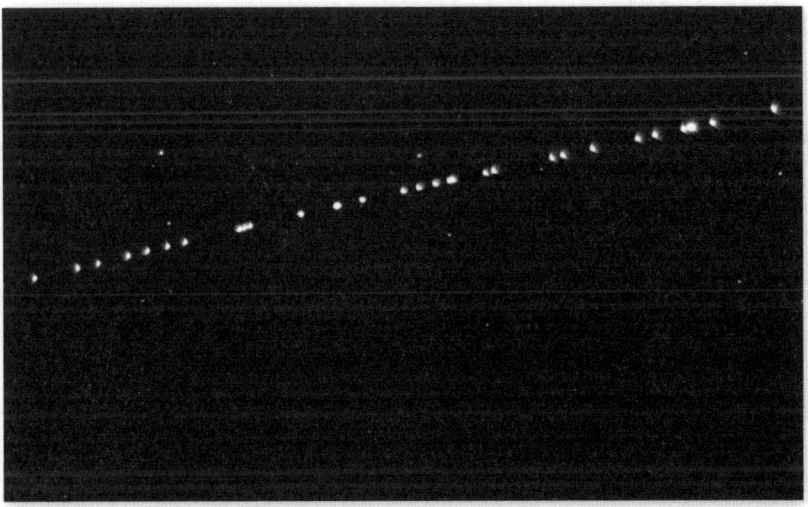

Figura 28: Típico tren de satélites SpaceX Starlink, tras su lanzamiento.

En los últimos años, bastantes aficionados a la observación del cielo nocturno o paseantes fortuitos han tenido la oportunidad de observar en el firmamento un espectáculo nuevo, nunca antes visto. Una estela nítida, al estilo de la cola de un cometa, ascendía lentamente por occidente, para descomponerse poco a poco en un tren compuesto por varias decenas de puntos luminosos que se iban alejando unos de otros hasta perderse en el cielo nocturno. Aunque muchas personas han podido pensar que se trataba de un fenómeno natural, como los bólidos, meteoritos o «estrellas fugaces», la realidad es bastante diferente. En el espacio orbital que rodea la Tierra, los problemas ambientales se están agravando rápidamente, debido al incremento del número de objetos espaciales antropogénicos, incluidas las nuevas constelaciones de satélites (como SpaceX Starlink, uno de cuyos lanzamientos típicos pone en órbita entre cuarenta y sesenta satélites [figura 28]).

Por ese motivo, en abril de 2022, la revista *Nature Astronomy* publicaba un importante artículo de un amplio grupo de astrónomos pertenecientes a centros de investigación del Reino Unido, Estados Unidos, Alemania, Canadá y Holanda. Los investigadores del universo solicitan que se considere el espacio orbital alrededor de la Tierra (aproximadamente entre los 80-100 y los 36.000 kilómetros de altitud) como un ecosistema más, sujeto a los mismos cuidados y preocupaciones, y a las mismas normas generales que los océanos y la atmósfera, con los que comparten problemas ambientales comunes (Lawrence *et al.*, 2022). Para ello, proponen que esa capa debe ser considerada legalmente como un bien común global, ya que la creciente explotación comercial de lo que a primera vista puede parecer un recurso ilimitado y gratuito, en realidad, está externalizando los costes reales. Ante los usos privados crecientes del espacio exterior, alertan de la necesidad de considerar los daños a la astronomía profesional, a la observación de las estrellas y a la importancia cultural del cielo.

9.1.1 Interferencias con los telescopios espaciales

En lo concerniente a la astronomía óptica, algunos telescopios ya han visto un aumento en las imágenes afectadas por rayas desde el 0,5 % a fines de 2019 al 18 % en agosto de 2021. Los radiotelescopios también se ven afectados por los satélites artificiales, que utilizan señales de radio para transmitir datos de ida y vuelta, tanto con estaciones terrestres como con antenas de usuarios finales. El problema mayor es el de poder detectar objetos celestes tenues contra este fondo antropogénico, ya que las emisiones de los satélites pueden ser muchísimo más fuertes que los objetos astronómicos que se quieren detectar. Un buen símil sería como tratar de escuchar música muy tranquila en una habitación demasiado ruidosa. A diferencia de lo que sucede en las imágenes ópticas, el efecto sobre los radiotelescopios no es una raya en la imagen, sino un efecto complejo en toda ella, que puede ser difícil de reconocer y eliminar.

El telescopio espacial Hubble está ubicado en la órbita más cercana a la Tierra (100-2000 km) y ocasionalmente un satélite puede causar una raya extremadamente brillante, que borra una fracción significativa de la imagen. Entre el 2 % y el 8 % de las imágenes de este telescopio se han visto afectadas por las rayas de los satélites, y además se ha comprobado que la frecuencia está aumentando con el tiempo, por lo que, a este ritmo de lanzamiento de nuevas constelaciones de satélites, se calcula que para fines de esta década un tercio de las imágenes producidas por Hubble se verán afectadas.

9.1.2 Impacto sobre el cielo nocturno

El cielo también tiene un significado cultural importante y ha inspirado, desde el comienzo de la historia humana, arraigadas tradiciones en todo el mundo, como la cronología anual o la navegación basada en las estrellas de algunos pueblos indígenas. El acceso al entorno del cielo nocturno no contaminado que permita el disfrute y la contemplación del firmamento, incluidas las vistas sin obstáculos de las estrellas, debería considerarse un derecho para las personas. Un número mucho mayor de satélites artificiales puede alterar significativamente toda nuestra percepción del cielo nocturno, apareciendo como «falsas estrellas».

9.1.3 Basura espacial

Se está produciendo un crecimiento de la basura espacial sin precedentes, formado por restos de satélites abandonados, fases de cohetes y residuos resultantes de fragmentaciones, explosiones y colisiones. En caso de que no se pongan en marcha métodos de evitación, con la densidad actual de desechos se calcula que habrá, en promedio, una colisión por satélite cada cincuenta años en las órbitas más bajas con un residuo de 10 cm o mayor.

Por otra parte, todos los lanzamientos de cohetes generan emisiones con impactos negativos sobre la atmósfera, incluidos CO_2,

NOx, hollín y H2O en la mesosfera. Hasta ahora, estos son contribuyentes menores a la contaminación global, pero la gran cantidad de lanzamientos necesarios para construir y mantener constelaciones de miles de satélites puede aumentarla en gran medida.

9.1.4 Efectos sobre los ecosistemas terrestres

Numerosas especies animales, desde insectos hasta mamíferos y aves, se orientan durante sus movimientos migratorios utilizando varios sistemas complementarios de navegación, entre los que se encuentran las estrellas y la Vía Láctea. Se calcula que aproximadamente el 40 % de las especies de aves migran, y aproximadamente el 80 % viajan de noche, muchas de ellas apoyándose en las estrellas para navegar. Aunque aún no podemos saber si esas especies serán sensibles a estos nuevos puntos luminosos adicionales, que parecen moverse rápidamente por el cielo, ya están apareciendo en la literatura científica predicciones razonables de daños potencialmente significativos.

Por otra parte, los satélites se comunican con las estaciones terrestres mediante señales de radio (radiofrecuencias). Las constelaciones de satélites emiten radiofrecuencias que, aunque a niveles bajos, pueden llegar a la Tierra, sumándose a las ya existentes procedentes de los millones de antenas emisoras de telefonía construidas en todo el mundo durante los últimos veinticinco años. Por este motivo, la contaminación electromagnética ha aumentado en todo el mundo en los últimos años de modo exponencial.

Como ya hemos visto a lo largo del libro, los campos electromagnéticos creados por el hombre pueden ocasionar impactos perjudiciales sobre las personas, los animales y las plantas. Sus efectos potenciales se han identificado como un problema emergente importante para la conservación global y la diversidad biológica (Sutherland *et al.*, 2019). Recientes descubrimientos indican también una interferencia de las radiofrecuencias antropogénicas con los sistemas de orientación de los animales (ver el capítulo 6). Por este motivo, se ha planteado que esta saturación del espacio con radiofrecuencias antropogénicas conlleva un riesgo impredecible de consecuencias biológicas no deseadas sobre diferentes grupos animales.

Al igual que los demás ecosistemas, el espacio orbital tiene una capacidad de carga limitada. Este límite aún no se ha definido, pero parece evidente que, si se utiliza libremente sin un sistema de gestión conjunta, es probable que esta capacidad de carga orbital se sature, impidiendo una actividad segura en las operaciones espaciales, entre otros problemas. Por todas las razones comentadas, desde altas instancias debe considerarse el impacto ambiental de las constelaciones de satélites, incluido el lanzamiento, la operación y los restos inservibles, y una voluntad de trabajo entre todas las partes interesadas para crear un uso compartido, ético y sostenible del espacio orbital.

10
SOMOS PARTE
DE LA
NATURALEZA

ntiguamente, en las culturas primitivas se veneraban los elementos esenciales de la naturaleza y el hombre se sentía parte de ella. Existía un sentimiento de identificación del hombre con la naturaleza que le inducía a practicar el culto a las montañas, al bosque o al sol, con un sentimiento religioso, mágico o mítico.

A partir del Renacimiento se produce un auge de las ciencias y del interés del hombre por el conocimiento de la naturaleza, y de esta manera, como consecuencia directa, se inicia cierto alejamiento de ella e incluso una contraposición entre ambos, en la medida en que la naturaleza es concebida por el hombre como un objeto material, susceptible a la dominación y la transformación. En los siglos posteriores, el hombre continúa con ese intento de dominar las fuerzas de la naturaleza por medio de la ciencia y la técnica, desarrollándose al mismo tiempo un sentimiento de poder y no de protección.

Con la llegada del siglo XX y la creciente manifestación de graves problemas ambientales —como el agotamiento de recursos naturales, la crisis energética, el cambio climático, la contaminación del aire, el agua y el suelo, la acumulación de desechos y la acelerada pérdida de biodiversidad—, la humanidad toma nuevamente conciencia de su vínculo con la naturaleza. Esta situación la obliga a adoptar actitudes de preocupación y respeto, así como una visión más integrada del ser humano dentro del entorno natural, dejando atrás el antropocentrismo que la había caracterizado durante siglos.

La aparición de los estudios y las conclusiones del Club de Roma, el nacimiento de los grupos ecologistas y el movimiento verde, la Conferencia de las Naciones Unidas para el Medio Ambiente y el informe Brundtland sobre «nuestro futuro común» marcan las pautas para lo que se conoce como «desarrollo sostenible», que aun a día de hoy constituye un objetivo utópico, de comportamiento responsable y buenas intenciones, difícil de asumir y alcanzar por la humanidad.

Hace más de ciento cincuenta años Charles Darwin demostró que los seres humanos, que nos sentimos muy diferentes y generalmente superiores al resto de los miles de especies que habitan el planeta Tierra, en el fondo somos muy similares a todas las demás: somos el resultado de un proceso cambiante en el tiempo en el que unas especies surgen y otras desaparecen, descendiendo unas de otras por selección natural, mientras cada una recorre diferentes itinerarios adaptativos.

Probablemente los humanos somos incomparablemente superiores en inteligencia, pero nunca seremos capaces de tener el oído tan fino como las rapaces nocturnas, la vista tan aguda como las diurnas o el olfato tan desarrollado como los carnívoros depredadores, y nunca podremos percibir las señales electromagnéticas del medio ambiente con tanta sensibilidad como las abejas. Esto quiere decir que somos superiores en algunos aspectos —importantes sin duda—, como la inteligencia y el pensamiento, pero existen sentidos y capacidades de otras muchas especies que desconocemos casi por completo. ¿Para qué les sirve a los peces su línea lateral? ¿Y a las serpientes el órgano de Jacobson? ¿Qué capacidades han desarrollado los murciélagos para guiarse por los ultrasonidos (ecolocación), o los salmones antes del desove para volver exactamente a las mismas cabeceras de los ríos donde nacieron, y las tortugas marinas para regresar anualmente a las mismas playas para depositar sus huevos?

El hombre depende de la naturaleza para la consecución de sus necesidades vitales, y de forma ineludible está dentro de la compleja red que conecta todos los elementos bióticos y abióticos del ecosistema terrestre, aunque, a diferencia de los demás seres vivos, por nuestra inteligencia y características sociales, la presencia humana en los ecosistemas es profundamente transformadora, desbaratando en demasiadas ocasiones las necesidades, hábitats o ecosistemas de muchas otras especies, e incluso socavando de forma inadvertida o deliberada nuestros propios medios de subsistencia naturales. Como ejemplo demostrativo, pertenecemos a una generación tan alejada de la naturaleza en algunos aspectos que la contaminación lumínica nocturna solo permite hacer visible la vía láctea a un tercio de la humanidad (Falchi *et al.*, 2016).

A medida que avanza el conocimiento sobre la influencia de factores físicos —como los abordados en este libro: los pulsos de radiación electromagnética generados por las descargas de rayos durante las tormentas eléctricas, así como la actividad geomagnética y solar— y sus efectos sobre las personas, la naturaleza vuelve a recordarnos nuestro verdadero lugar: el de una especie más sujeta, como todas, a los vaivenes del tiempo. Y en este caso, hablamos tanto del tiempo atmosférico como del tiempo cronológico.

Estas ondas electromagnéticas (*sferics*) penetran fácilmente en los edificios. Por eso puede resultarnos sorprendente que, aislados como estamos de la naturaleza, al menos en apariencia, por cemento y ladrillo, esas influencias naturales que parecen tan lejanas se introduzcan en nuestro organismo y nuestro cerebro sin darnos cuenta, alterando nuestras ondas cerebrales y condicionando de alguna manera nuestro estado físico y actitud para enfrentarnos a las situaciones cotidianas de la vida.

10.1 Ventajas evolutivas de presentir o ser sensibles a los *sferics*

> *El campo magnético de la Tierra también ha sido esencial para la evolución de la vida, ya que proporciona un «escudo» de protección contra el daño de las radiaciones cósmicas y evita que nuestra atmósfera sea erosionada por el viento solar.*
> (Palmer *et al.*, 2003).

En el transcurso de la historia de la vida sobre la Tierra, eventos raros, que episódicamente pueden matar o reducir la aptitud de una fracción de individuos de una especie, pueden conducir a la evolución de mecanismos para evitar dicha mortalidad, por medio de las mutaciones al azar y de la selección natural; esto es bien conocido en el caso de la adaptación a las enfermedades. Los seres vivos pueden desarrollar comportamientos que mejoran la supervivencia y la forma física, como la capacidad de escapar de la persecución de los depredadores o del fuego. Muchos de estos comportamientos involucran sofisticadas habilidades de reconocimiento de patrones. La investigación durante los últimos cincuenta años ha demostrado que un gran número de las respuestas conductuales complejas exhibidas por los animales están controladas genéticamente (Kirschvink, 2000).

Probablemente, a lo largo de la evolución de los animales y del hombre, han existido ventajas adaptativas para la capacidad de percibir con antelación los signos que preceden a los cambios de tiempo y los terremotos *(sferics)*, que han funcionado como señales de advertencia ante ciertos riesgos o cambios ambientales.

Los animales parecen dominar la tarea de supervivencia que es vital para ellos, por eso funcionan como una especie de profetas meteorológicos, pronosticando el tiempo con antelación, cualidad que nuestros antepasados ya conocían (Baumer y Sönning, 2002). En el conocimiento tradicional, la observación del comportamiento de los animales ha ayudado a menudo a predecir las condiciones climáticas y en ocasiones los terremotos. Los ancianos locales, los cazadores, los agricultores y otras personas con oficios imbricados directamente en la naturaleza aprenden, por medio de la observación y la experiencia, a fijarse en ciertas señales que captan el comportamiento animal en el entorno natural de una localidad concreta (Lakshmi *et al.*, 2014).

Hemos visto en los anteriores capítulos que los *sferics* polarizados, producidos tanto por las tormentas vinculadas a los frentes fríos como por los terremotos, pueden viajar muy lejos, reflejados entre la ionosfera y la superficie del mar, especialmente de noche. Es posible que, en el transcurso de la evolución, los seres vivos se hayan adaptado a detectarlos por la ventaja que puede suponer conocer de antemano la llegada de la lluvia, del mal tiempo o de una catástrofe, como un terremoto.

Eso ha sido señalado anteriormente por otros investigadores que han atribuido esta mayor bioactividad de los pulsos de baja frecuencia (ELF) al hecho de que los organismos vivos fueron expuestos, al comienzo de la evolución biológica en la Tierra, a la intensa actividad de tormentas eléctricas y, por lo tanto, a una gran presencia de *sferics* en la atmósfera (Panagopoulos y Balmori, 2017).

Las «telecomunicaciones» biológicas de todas las células entre sí, y especialmente de las neuronas de cualquier organismo vivo, se basan precisamente en estos mecanismos de transferencia de información de señales sintonizadas muy específicamente desde el comienzo de la evolución (Baumer y Sönning, 2002). Sin embargo, lo que en el transcurso de la evolución ha podido convertirse en una ventaja adaptativa para la detección de alertas tempranas, en la sociedad actual se ha ido transformando en un impedimento.

Las personas con meteoropatía sufren con los cambios de tiempo y también se convierten en electrohipersensibles (EHS): no soportan las radiaciones artificiales y se hacen extremadamente sensibles también a las naturales (contraen una especie de alergia extrema). Desde la excelente idoneidad de los *sferics* para informar de la detección remota o el diagnóstico meteorológico, existe el riesgo de superposición de señales naturales y tecnológicas (de la telefonía móvil), y, con ello, el peligro cierto de efectos sinérgicos, con consecuencias a medio y largo plazo de trastornos epidémicos en la salud humana, animal y vegetal (Baumer y Sönning, 2002).

En España, como en otros países, la normativa en materia de telecomunicaciones ha sido elaborada prioritariamente en función de los intereses de las grandes empresas, facilitando la instalación de antenas, en lugar de proteger el derecho de la ciudadanía a vivir en un entorno libre de contaminación electromagnética. Además, la legislación española no exige a las compañías contar con seguros de responsabilidad civil que cubran los posibles efectos adversos sobre la salud derivados de dicha contaminación. Ignorar las advertencias de la comunidad científica supone un riesgo grave: una sociedad que desoye a sus expertos se encamina, inevitablemente, hacia el desastre. El despliegue de la tecnología 5G, por ejemplo, implica una expansión sin precedentes del número de personas potencialmente afectadas, al requerir la instalación de miles de nuevas antenas, muchas de ellas ubicadas a escasa distancia de viviendas y lugares de trabajo.

11
A MODO
DE COROLARIO

A lo largo de diez capítulos hemos hecho un recorrido descriptivo por las observaciones comunes de los efectos de las situaciones meteorológicas y los cambios de tiempo tanto en los animales como en las personas. Nos hemos adentrado en las justificaciones tradicionales que la ciencia ha intentado dar a estas observaciones curiosas o extrañas, para plantear seguidamente una explicación más convincente, basada en los conocimientos más recientes, que incluyen como fuente de información —entre otras muchas— algunas publicaciones científicas del propio autor.

El hombre, como los demás animales, está sujeto a la influencia de los meteoros. La sensación de abatimiento alterna con la elevación del ánimo y la euforia, como si fueran empujados por una fuerza invisible. Algunas conductas anticipatorias de los animales en situaciones concretas, ante los cambios de tiempo que se avecinan e incluso ante determinadas catástrofes naturales, como los terremotos, son bien conocidas, pero todavía no ha podido desentrañarse su base biológica. Asimismo, llaman la atención determinados acontecimientos simultáneos en las sociedades humanas que a primera vista pudieran considerarse casuales. Los padecimientos y dolores de algunos enfermos crónicos se acentúan con la llegada del frío, la lluvia o los cambios de presión atmosférica, y existen diferencias individuales muy importantes en la vulnerabilidad a estos factores.

Hasta muy recientemente, se pensaba que, para que los animales puedan pronosticar el tiempo que se avecina, tienen que encontrarse dentro de la masa de aire que origina el cambio de tiempo atmosférico y que, por lo tanto, solo pueden detectar dicho cambio cuando este ya es inminente y se ha puesto de manifiesto en las condiciones peculiares de su llegada. Sin embargo, actualmente sabemos que las descargas eléctricas que se producen en un frente frío, con tormentas asociadas, situado a cientos o miles de kilómetros, provocan impulsos electromagnéticos (*sferics*) que viajan hasta grandes distancias a la velocidad de la luz, a los que algunas personas y animales son especialmente sensibles.

Este libro examina los hallazgos científicos actuales para arrojar luz sobre fenómenos que, hasta hoy, resultan en gran medida inexplicables. Uno de los capítulos se centra en el análisis de un síntoma comúnmente asociado a los cambios meteorológicos: las cefaleas o migrañas. A lo largo de cinco años, se ha realizado un seguimiento detallado en varias personas, relacionando la aparición de estos episodios con las condiciones atmosféricas específicas en las que ocurrieron, mediante el uso de mapas meteorológicos de superficie. El objetivo es identificar patrones climáticos que puedan actuar como desencadenantes y explorar posibles explicaciones desde una perspectiva científica.

También se realiza una revisión o recorrido sobre los efectos de las radiaciones electromagnéticas tecnológicas (con algunas características similares a las radiaciones naturales) en las personas, y se analiza la problemática de la relación entre la ciencia y la economía, tan frecuente en las disciplinas ambientales que colisionan con fuertes intereses humanos. Se muestran los efectos de la radiación electromagnética en animales y plantas, y cómo los organismos vivos pueden ser sensores naturales del deterioro ambiental.

Se describe después la aptitud de los animales para predecir los movimientos sísmicos, y se explican los agentes de tipo electromagnético que intervienen en esa capacidad de percepción, que resultan ser similares a los *sferics* de origen atmosférico. Los picos de variaciones de las señales electromagnéticas se detectan pocos días antes del terremoto y se prolongan hasta varios días después. Este tipo de pulsos polarizados son percibidos por un amplio elenco de especies y por personas sensibles, lo que puede explicar perfectamente las alertas tempranas mostradas por muchos grupos diferentes de animales descritas en la bibliografía científica. Se explica detalladamente cómo los *sferics* modifican la entrada y salida de iones a través de los canales de las membranas celulares.

El creciente número de artículos publicados en los últimos años revela la existencia de una importante influencia de los factores geofísicos (los cambios en la actividad solar y las perturbaciones geomagnéticas) sobre los parámetros fisiológicos, biológicos y de salud en las personas sanas. Se ha comprobado que una variación acusada de esos parámetros puede causar problemas de salud en los seres vivos y que existe una proporción de las personas, valorada entre el 10 y el 15 % de la población, que tienen predisposición a problemas adversos de salud producidos por las variaciones geomagnéticas. Existen similitudes no casuales también entre la electrosensibilidad y la meteoropatía que, de la misma manera, afectan a un porcentaje elevado de la población.

Los *sferics* polarizados, producidos tanto por las tormentas vinculadas a los frentes fríos como por los terremotos, pueden viajar muy lejos, reflejados entre la ionosfera y la superficie del mar, especialmente de noche. En un ambiente geomagnético estable, los pulsos electromagnéticos de baja frecuencia proceden de la atmósfera (*sferics*) y están regidos fundamentalmente por factores meteorológicos (frentes fríos sobre todo), mientras que, cuando existe actividad de tormentas solares o de otros factores que alteran las características geomagnéticas de la Tierra (por ejemplo, terremotos o radiaciones solares o cósmicas), se produce un solapamiento de los efectos de las radiaciones procedentes de las diversas fuentes sobre los seres vivos.

Es probable que los organismos se hayan adaptado a detectarlos en el transcurso de la evolución, por la ventaja que puede suponer conocer de antemano la llegada de la lluvia y el mal tiempo, o anticipar graves catástrofes, como los terremotos.

BIBLIOGRAFÍA

Abdel-Rassoul, G.; El-Fateh, O. A.; Salem, M. A.; Michael, A.; Farahat, F.; El-Batanouny, M., y Salem, E. (2007). «Neurobehavioral effects among inhabitants around mobile phone base stations». Neurotoxicology, 28(2), 434-440.

Adams, J. A.; Galloway, T. S.; Mondal, D.; Esteves, S. C., y Mathews, F. (2014). «Effect of mobile telephones on sperm quality: a systematic review and meta-analysis». Environment international, 70, 106-112.

Adelaja, O. J.; Ande, A. T.; Abdulraheem, G. D.; Oluwakorode, I. A.; Oladipo, O. A., y Oluwajobi, A. O. (2021). «Distribution, diversity and abundance of some insects around a telecommunication mast in Ilorin, Kwara State, Nigeria». Bulletin of the National Research Centre, 45, 1-7.

Alberts, B.; Bray, D.; Lewis, J.; Raff, M.; Roberts, K., y Watson, J. D. (1994). Molecular Biology of the Cell. Garlang Publishing: New York.

Alvarado-Rybak, M.; Toro, F.; Escobar-Dodero, J.; Kinsley, A. C.; Sepúlveda, M. A.; Capella, J., y Mardones, F. O. «50 Years of Cetacean Strandings Reveal a Concerning Rise in Chilean Patagonia». Sci. Rep. 2020, 10, 9511.55

Asada, T.; Baba, H.; Kawazoe, M., y Sugiura, M. (2001). «An attempt to delineate very low frequency electromagnetic signals associated with earthquakes». Earth, planets and space, 53(1), 55-62.

Auliciems, A. y DiBartolo, L. (1995). «Domestic violence in a subtropical environment: Police calls and weather in Brisbane». International Journal of Biometeorology, 39(1), 34-39.

Babayev, E. S. y Allahverdiyeva, A. A. (2007). «Effects of geomagnetic activity variations on the physiological and psychological state of functionally healthy humans: some results of Azerbaijani studies». Advances in Space Research, 40(12), 1941-1951.

Balmori, A. (2004). «¿Pueden afectar las microondas pulsadas emitidas por las antenas de telefonía a los árboles y otros vegetales?». Ecosistemas, 13(3). Disponible en https://www.revistaecosistemas. net/index.php/ecosistemas/article/view/534.

— (2005). «Possible effects of electromagnetic fields from phone masts on a population of white stork (Ciconia ciconia)». Electromagnetic Biology and Medicine, 24(2), 109-119.

— y Hallberg, Ö. (2007). «The urban decline of the house sparrow (Passer domesticus): a possible link with electromagnetic radiation». Electromagnetic Biology and Medicine, 26(2), 141-151.

— (2009). «Electromagnetic pollution from phone masts. Effects on wildlife». Pathophysiology, 16(2-3), 191-199.

— (2010). «Mobile phone mast effects on common frog (Rana temporaria) tadpoles: the city turned into a laboratory». Electromagnetic Biology and Medicine, 29(1-12), 31-35.

— (2014). «Electrosmog and species conservation». Science of the Total Environment, 496, 314-316.

— (2015). «Anthropogenic radiofrequency electromagnetic fields as an emerging threat to wildlife orientation». Science of the Total Environment, 518, 58-60.

— (2017). «Advances on the group composition, mating system, roosting and flight behaviour of the European free-tailed bat (Tadarida teniotis)». Mammalia.

— (2021). «Electromagnetic radiation as an emerging driver factor for the decline of insects». Sci. Total. Environ., 767, 144913.

— y Balmori-de la Puente, A. (2024). «Potential Effects of Anthropogenic Radiofrequency Radiation on Cetaceans». Radiation, 4(1), 1-16. Disponible en https://doi.org/10.3390/radiation4010001.

Balsamo, V.; Sirtori, P. G.; Miani, J. A.; Di, A. F.; Franceschini, R.; Mauro, F., y Grassi, G. (1992). «Meteoropathy: a syndrome continuously on the increase». La Clínica Terapéutica, 141(7), 3-8.

Bandara, P. y Carpenter, D. O. (2018). «Planetary electromagnetic pollution: it is time to assess its impact». The Lancet Planetary Health, 2(12), e512-e514.

Batellier, F.; Couty, I.; Picard, D., y Brillard, J. P. (2008). «Effects of exposing chicken eggs to a cell phone in "call" position over the entire incubation period». Theriogenology, 69(6), 737-745.

Baumer H. y Sönning, W. (2002). Das natürliche ImpulsFrequenzspektrum der Atmosphäre (CD-Sferics a.t.B.) und seine biologische Wirksamkeit.

Becker, W. J. (2010). «Weather and migraine: can so many patients be wrong?». Cephalalgia, 31 (4), 387-390.

Belpomme, D. y Irigaray, P. (2022). «Why Electrohypersensitivity and Related Symptoms Are Caused by Non-ionizing Man-Made Electromagnetic Fields: an Overview and Medical Assessment». Environmental Research, 113374.

Bernatzky, A. (1986). «Elektromagnetischer Smog. Feind des Lebens». Der Naturarzt, 11, 22-25.

Berk, M.; Dodd, S., y Henry, M. (2006). «Do ambient electromagnetic fields affect behaviour? A demonstration of the relationship between geomagnetic storm activity and suicide». Bioelectromagnetics, 27(2), 151-155.

Bhargava, N.; Katiyar, V. K.; Sharma, M. L., y Pradhan, P. (2009). «Earthquake prediction through animal behavior: A review». Indian Journal of Biomechanics, 7, 8.

Bhat, T. A. y Singh, D. (2019). «Effect of mobile tower radiation on avian fauna: A case study of Lolab Valley, Kupwara Jammu and Kashmir». JETIR, 6, 570-576.

Bhattacharya, R. y Roy, R. (2013). «Impacts of Communication Towers on Avians: A Review». IJECT, 4, 137-139.

Bose, S.; Roy, R.; Chakraborti, U.; Samanta, R.; Jana, S.; Mondal, T., y Bhattacharya, S. C. R. (2020). «Impressions of high frequency radio-waves from cell phone towers on birds: A base-line study». J. Multidiscip. Res., 1, 54-62.

Brezowsky, H. (1965). «Über die Beeinflussung der Samenkeimung durch atmosphärische Vorgänge. Archiv für meteorologie». Geophysik und Bioklimatologie, Serie B, 13(4), 521-530.

Burch, J. B.; Reif, J. S., y Yost, M. G. (1999). «Geomagnetic disturbances are associated with reduced nocturnal excretion of a melatonin metabolite in humans». Neuroscience letters, 266(3), 209-212.

Butke, P. y Sheridan, S. C. (2010). «An analysis of the relationship between weather and aggressive crime in Cleveland, Ohio». Weather, Climate, and Society, 2(2), 127-139.

Cammaerts, M. C.; De Doncker, P.; Patris, X.; Bellens, F.; Rachidi, Z., y Cammaerts, D. (2012). «GSM 900 MHz radiation inhibits ants' association between food sites and encountered cues». Electromagnetic biology and medicine, 31(2), 151-165.

Cherry, N. (2002). «Schumann Resonances, a plausible biophysical mechanism for the human health effects of Solar/Geomagnetic Activity». Natural Hazards, 26(3), 279-331.

— (2002). Actual or potential effects of ELF and RF/MW radiation on enhancing violence and homicide, and accelerating aging of human, animal or plant cells. Human Sciences Department. Lincoln University Canterbury: New Zealand. Disponible en http://researcharchive.lincoln.ac.nz/handle/10182/4006.

Chu, M. K.; Song, H. G.; Kim, C., y Lee, B. C. (2011). «Clinical features of headache associated with mobile phone use: a cross-sectional study in university students». BMC neurology, 11(1), 115.

Coombs, E. J.; Deaville, R.; Sabin, R. C.; Allan, L.; O'Connell, M.; Berrow, S., y Cooper, N. (2019). «What can cetacean stranding records tell us? A study of UK and Irish cetacean diversity over the past 100 years». Mar. Mammal Sci., 35, 1527-1555.

Coughran, D. K.; Gales, N. J., y Smith, H. C. (2013). «A note on the spike in recorded mortality of humpback whales (Megaptera novaeangliae) in Western Australia». J. Cetacean Res. Manag., 13, 105-108.53.

Cucurachi, S.; Tamis, W. L. M.; Vijver, M. G.; Peijnenburg, W. J. G. M.; Bolte, J. F. B., y De Snoo, G. R. (2013). «A review of the ecological effects of radiofrequency electromagnetic fields (RF-EMF)». Environment International, 51, 116-140.

Da Luigi Janiri, S.; Spinetti, G.; Mazza, M., y Di Nicola, M. (2013). «Meteoropathy: a new disease». Archivio, 1(1-2). Disponible en http://www.psicocardio.org/index.php?option=com_content&view=article&id=28:meteoropathy-a-new-disease&catid=38:psychiatry-and-quality-of-life&Itemid=132.

Dadam, D.; Robinson, R. A.; Clements, A.; Peach,W. J.; Bennett, M.; Rowcliffe, J. M., y Cunningham, A. A. (2019). «Avian malaria-mediated population decline of a widespread iconic bird species». R. Soc. Open Sci., 6, 182197.

Davoudi, M.; Brössner, C., y Kuber, W. (2002). «Der Einfluss elektromagnetischer wellen auf die Spermienmotilität». Journal für Urologie und Urogynäkologie, 9, 18-22.

De, S. S.; De, B. K.; Bandyopadhyay, B.; Paul, S.; De, D.; Barui, S., y Das, T. K. (2011). «Studies on the precursors of an earthquake as the vlf electromagnetic sferics». Rome J. Phys, 56 (9-10), 1208-1227.

Dimitrova, S.; Mustafa, F. R.; Stoilova, I.; Babayev, E. S., y Kazimov, E. A. (2009). «Possible influence of solar extreme events and related geomagnetic disturbances on human cardio-vascular state: Results of collaborative Bulgarian-Azerbaijani studies». Advances in space research, 43(4), 641-648.

Dologlou, E. (2010). «Recent aspects on possible interrelation between precursory electric signals and anomalous bioeffects». Natural Hazards and Earth System Sciences, 10(9), 1951-1955.

Dovrat, A.; Berenson, R.; Bormusov, E.; Lahav, A.; Lustman, T.; Sharon, N., y L. Schachter (2005). «Localized Effects of Microwave Radiation on the Intact Eye Lens in Culture Conditions». Bioelectromagnetics, 26, 398-405.

Eger, H.; Hagen, K.; Lucas, B.; Vogel, P., y Voit, H. (2004). «Einfluss der räumlichen Nähe von Mobilfunksendeanlagen auf die Krebsinzidenz». Unwelt medizin gesellschaft, 17, 326-332.

— y Jahn, M. (2010). «Spezifische Symptome und Mobilfunkstrahlung in Selbitz (Bayern) Evidenz für eine Dosiswirkungsbeziehung». Umwelt Medizin Gesellschaft, 2, 130-9.

Egilman, D. S. y Bohme, R. (2005). «Over a barrel: corporate corruption of science and its effects on workers and the environment». International Journal of Occupational and Environmental Health, 11(4), 331-337.

Engels, S.; Schneider, N. L.; Lefeldt, N.; Hein, C. M.; Zapka, M.; Michalik, A.; Elbers, D.; Kittel, A.; Hore, P. J., y Mouritsen, H. (2014). «Anthropogenic electromagnetic noise disrupts magnetic compass orientation in a migratory bird». Nature, 509, 353-356.

Everaert, J. y Bauwens, D. (2007). «A possible effect of electromagnetic radiation from mobile phone base stations on the number of breeding house sparrows (Passer domesticus)». Electromagnetic biology and medicine, 26(1), 63-72.

Falcioni, L.; Bua, L.; Tibaldi, E.; Lauriola, M.; De Angelis, L.; Gnudi, F., y Belpoggi, F. (2018). «Report of final results regarding brain and heart tumors in Sprague-Dawley rats exposed from prenatal life until natural death to mobile phone radiofrequency field representative of a 1.8 GHz GSM base station environmental emission». Environ. Res. 165, 496-503.

Falchi, F, P.; Cinzano, D.; Duriscoe, C. C. M.; Kyba, C. D.; Elvidge, K.; Baugh, B. A.; Portnov, N. A.; Rybnikova, y Furgoni, R. (2016). «The new world atlas of artificial night sky brightness». Science Advances, 1-26.

Ferasyi, T. R.; Sabri, M.; Hamdani, H.; Azhari, A.; Amiruddin, A.; Erwin, E., y Faber, R. (2013). «An indication of african catfish's (Clarias gariepinus) behavioral changes as a response for increased seismic activity». Journal Natural, 13(1).

Ferrari, T. E. (2014). «Magnets, magnetic field fluctuations and geomagnetic disturbances impair the homing ability of honey bee (Apis m.)». J. Apicult Res. IBRA 53, 452-456.

Foster, K. R. y Finch, E. D. (1974). «Microwave hearing: Evidence for thermoacoustic auditory stimulation by pulsed microwaves». Science, 185, 256-258.

Frey, A. H. (1998). «Headaches from cellular telephones: are they real and what are the impacts». Environ Health Perspect, 106, 101-103.

Galeev, A. L. (2000). «The effects of microwave radiation from mobile telephones on humans and animals». Neurosci. Behav. Physiol., 30, 187-194.

García Callejo, F. J.; García Callejo, F.; Peña Santamaría, J.; Alonso Castañeira, I.; Sebastián Gil, E., y Marco Algarra, J. (2005). «Nivel auditivo y uso intensivo de teléfonos móviles». Acta Otorrinolaringol. Esp., 56, 187-191.

Golomb, B. A. (2018). «Diplomats' mystery illness and pulsed radiofrequency/microwave radiation». Neural Comput., 30 (11), 2882-2985.

Gómez-Perretta, C.; Navarro, E. A.; Segura, J., y Portolés, M. (2013). «Subjective symptoms related to GSM radiation from mobile phone base stations: a cross-sectional study». BMJ open, 3(12), e003836.

Gordon, C. y Berk, M. (2003). «The effect of geomagnetic storms on suicide». African Journal of Psychiatry, 6(3).

Granger, J.; Walkowicz, L.; Fitak, R., y Johnsen, S. (2020). «Gray whales strand more often on days with increased levels of atmospheric radio-frequency noise». Current Biology, 30(4), R155-R156.

Granlund-Lind, R. y Lind, J. (2004). Black on white. Voices and witnesses about electro-hypersensitivity. The swedish experience. Mimers Brunn: Sweden.

Grant, R. A. y Halliday, T. (2010). «Predicting the unpredictable; evidence of pre-seismic anticipatory behaviour in the common toad». Journal of Zoology, 281(4), 263-271.

—; Halliday, T.; Balderer, W. P.; Leuenberger, F.; Newcomer, M.; Cyr, G., y Freund, F. T. (2011). «Ground water chemistry changes before major earthquakes and possible effects on animals». International Journal of Environmental Research and Public Health, 8(6), 1936-1956.

—; Raulin, J. P., y Freund, F. T. (2015). «Changes in animal activity prior to a major (M= 7) earthquake in the Peruvian Andes». Physics and Chemistry of the Earth, Parts A/B/C, 85, 69-77.

Hallberg, O. y Johansson, O. (2004). «Malignant melanoma of the skin. Not a sunshine story!». Med Sci Monit, 10, 336-340.

— y Oberfeld, G. (2006). «Letter to the editor: will we all become electro-sensitive?». Electromagnetic Biology and Medicine, 25(3), 189-191.

Hansen, C.; Lundh, A.; Rasmussen, K.; Gøtzsche, P. C., y Hróbjartsson, A. (2017). «The influence of industry funding and other financial conflicts of interest on the outcomes and quality of systematic reviews». Peer Review Congress.

Harremoes, P.; Gee, D.; MacGarvin, M.; Stirling, A.; Keys, J.; Wynne, B., y Vaz, S. G. (eds.) (2013). The Precautionary Principle in the 20th Century: Late Lessons from Early Warnings. Routledge: London.

Hardell, L.; Hallquist, A.; Hansson, K.; Carlberg, M.; Pahlson, A., y Lilja. A. (2002). «Cellular and cordless telephones and the risk for brain tumours». European Journal of Cancer Prevention, 11, 377-386.

Hässig, M.; Wullschleger, M.; Naegeli, H.; Kupper, J.; Spiess, B.; Kuster, N., y Murbach, M. (2014). «Influence of non ionizing radiation of base stations on the activity of redox proteins in bovines». BMC Veterinary Research, 10(1), 136.

Höppe, P. (1997). «Aspects of human biometerology in past, present and future». International Journal of Biometeorology, 40(1), 19-23.

Hsu, C. Y.; Ko, F. Y.; Li, C. W.; Fann, K., y Lue, J. T. (2007). «Magnetoreception system in honeybees (Apis mellifera)». PloS one, 2(4), e395.

Hwang, H. S.; Lee, H.; Yoon, S. Y.; Kim, J. S.; Jeong, K.; Kronbichler, A.; y Yon, D. K. (2025). «Global burden of vaccine-associated kidney injury using an international pharmacovigilance database». Scientific Reports, 15(1), 5177.

Hutchison, Z. L.; Gill, A. B.; Sigray, P.; He, H., y King, J. W. (2020). «Anthropogenic electromagnetic fields (EMF) influence the behaviour of bottom-dwelling marine species». Sci. Rep., 10, 4219.

Hutter, H. P.; Moshammer, H., y Kundi, M. (2002). «Mobile telephone base-stations: efects on health and wellbeing». 2nd International workshop on biological effects of EMFs, Rhodes (Greece), 1, 344-352.

Huss, A.; Egger, M.; Hug, K.; Huwiler-Müntener, K., y Röösli, M. (2006). «Source of funding and results of studies of health effects of mobile phone use: systematic review of experimental studies». Environmental Health Perspectives, 115(1), 1-4.

Hyland, G. J. (2000). «Physics and biology of mobile telephony». The Lancet, 356(9244), 1833-1836.

— (2001). «Los efectos fisiológicos y medioambientales de la radiación electromagnética no ionizante». Resumen de opciones y Síntesis. PE, (297.574).

Ikeya, M.; Yamanaka, C.; Mattsuda, T.; Sasaoka, H.; Ochiai, H.; Huang, Q., y Nakagawa, T. (2000). «Electromagnetic pulses generated by compression of granitic rocks and animal behavior». Episodes, 23(4), 262-265.

Jacobi, E. (1977). «Untersuchungen zur Pathophysiologie der Thrombozytenadhäsivität. Habilitationsschrift». Med. Fak. Universität Düsseldorf.

Jeffery, G.; Fosbury, R.; Barrett, E.; Hogg, C.; Carmona, M. R., y Powner, M. B. (2025). «Longer wavelengths in sunlight pass through the human body and have a systemic impact which improves vision». Scientific Reports, 15(1), 24435.

Johnson Liakouris, A. G. (1998). «Radiofrequency (RF) Sickness in the Lilienfeld Study: an effect of modulated microwaves?». Archives of Environmental Health: An International Journal, 53(3), 236-238.

Khabarova, O. V. y Dimitrova, S. (2008). «Some proves of integrated influence of geomagnetic activity and weather changes on human health». ArXiv preprint arXiv:0810.0457.

Khurana, V. G.; Hardell, L.; Everaert, J.; Bortkiewicz, A.; Carlberg, M., y Ahonen, M. (2010). «Epidemiological evidence for a health risk from mobile phone base stations». International journal of occupational and environmental health, 16(3), 263-267.

Kirschvink, J. L. (2000). «Earthquake prediction by animals: Evolution and sensory perception». Bulletin of the Seismological Society of America, 90(2), 312-323.

Koizumi, T., y Ono, M. (2025). «Cardiac Multiple Micro-Scars: An Autopsy Study». Case Reports, 30(5), 103083.

Kolodynski, A. A. y Kolodynska, V. V. (1996). «Motor and psychological functions of school children living in the area of the Skrunda Radio Location Station in Latvia». Sci. Total Environ., 180 (1), 87-93.

Kramarenko, A. V. y Tan, U. (2003). «Effects of high frequency electromagnetic fields on human EEG: a brain mapping study». Int. J. Neurosci. 113, 1007-1019.

Kveton, V. (1991). «Weather fronts and acute myocardial infarction». International Journal of Biometeorology, 35(1), 10-17.

Lai, H. y Singh, N. P. (1995). «Acute low-intensity microwave exposure increases DNA single-strand breaks in rat brain cells». Bioelectromagnetics, 16, 207-210.

Lakshmi, K. R.; Nagesh, Y., y Krishna, M. V. (2014). «Analysis on Predicting Earthquakes through an Abnormal Behavior of Animals». International Journal of Scientific & Engineering Research, 5(4), 845-857.

Lawrence, A.; Rawls, M. L.; Jah, M.; Boley, A.; Di Vruno, F.; Garrington, S., y McCaughrean, M. (2022). «The case for space environmentalism». Nature Astronomy, 6(4), 428-435.

Lázaro, A.; Chroni, A.; Tscheulin, T.; Devalez, J.; Matsoukas, C., y Petanidou, T. (2016). «Electromagnetic radiation ofmobile telecommunication antennas affects the abundance and composition of wild pollinators». J. Insect Conserv., 20, 315-324.

Le Beau, J. L. y Corcoran, W. T. (1990). «Changes in calls for police service with changes in routine activities and the arrival and passage of weather fronts». Journal of Quantitative Criminology, 6(3), 269-291.

Leal Hernández, M.; Abellán Alemán, J., y Casas Pina, M. (2005). «Telefonía móvil. ¿Una apuesta con nuestra salud?». Atención Primaria, 35(8), 415-8.

Leszczynski, D.; Joenväärä, S.; Reivinen, J., y Kuokka, R. (2002). «Non-thermal activation of the hsp27/p38MAPK stress pathway by mobile phone radiation in human endothelial cells: Molecular mechanism for cancer- and blood-brain barrier-related effects». Differentiation, 70, 120-129.

Levitt, B. B. y Lai, H. (2010). «Biological effects from exposure to electromagnetic radiation emitted by cell tower base stations and other antenna arrays». Environmental Reviews, 18(NA), 369-395.

—; Lai, H. C., y Manville, A. M. (2022). «Effects of non-ionizing electromagnetic fields on flora and fauna, part 1. Rising ambient EMF levels in the environment». Rev. Environ. Health, 37, 81-122.

—; Lai, H. C., y Manville, A. M. (2022). «Effects of non-ionizing electromagnetic fields on flora and fauna, Part 2 impacts: How species interact with natural and man-made EMF». Rev. Environ. Health, 37, 327-406.

Li, Y.; Liu, Y.; Jiang, Z.; Guan, J.; Yi, G.; Cheng, S., y Wang, Z. (2009). «Behavioral change related to Wenchuan devastating earthquake in mi ce». Bioelectromagnetics, 30(8), 613-620.

Lilienfeld, A. M.; Tonascia, J.; Tonascia, S., et al. (1978). Foreign Service Health Status Study. Department of State, Washington, D. C. Final report contract no. 6025-619037 (NTS publication PB-288163).

Lin, J. C. (2019). «The significance of primary tumors in the NTP study of chronic rat exposure to cell phone radiation [health matters]». IEEE Microwave Magazine, 20(11), 18-21.

Lonn, S.; Ahlbom, A.; Hall, P., y Feychting, M. (2004). «Mobile Phone Use and the Risk of Acoustic Neuroma». Epidemiology, 15(6), 653-659.

López, A.; Santos, M. B.; Pierce, G. J.; González, A. F.; Valeiras, X., y Guerra, A. (2002). «Trends in strandings and by-catch of marine mammals in north-west Spain during the 1990s. J». Mar. Biol. Assoc., 82, 513-521.58

Lousada Arochena, J. F. y Ron Latas, R. P. (2024). «Sensibilidad química múltiple y electrohipersensibilidad: tratamiento jurídico laboral y perspectiva de género». Revista de Derecho de la Seguridad Social, Laborum, (39), 35-50.

Lundh, A.; Lexchin, J.; Mintzes, B.; Schroll, J. B., y Bero, L. (2017). «Industry sponsorship and research outcome». Cochrane Database of Systematic Reviews, Issue 2. Art. n.º MR000033.

Mackensen, S. V.; Hoeppe, P.; Maarouf, A.; Tourigny, P., y Nowak, D. (2005). «Prevalence of weather sensitivity in Germany and Canada». International journal of biometeorology, 49(3), 156-166.

Malin, S. R. C. y Srivastava, B. J. (1979). «Correlation between heart attacks and magnetic activity». Nature, 277(5698), 646.

Martin, G. V.; Houle, T.; Nicholson, R.; Peterlin, A., y Martin, V. T. (2013). «Lightning and its association with the frequency of headache in migraineurs: An observational cohort study». Cephalalgia, 33(6), 375-383.

Martínez-Carpio, P. A. (2003). «Biometeorología y bioclimatología clínica: fundamentos, aplicaciones clínicas y estado actual de estas ciencias». Atención Primaria, 32(5), 300-305.

Mazza, M.; Di Nicola, M.; Catalano, V.; Callea, A.; Martinotti, G.; Harnic, D., y Janiri, L. (2012). «Description and validation of a questionnaire for the detection of meteoropathy and meteorosensitivity: the METEO-Q». Comprehensive psychiatry, 53(1), 103-106.

Mendoza, B. y De la Peña, S. S. (2010). «Solar activity and human health at middle and low geomagnetic latitudes in Central America». Advances in space research, 46(4), 449-459.

Migdał, P.; Plotnik, M.; Bie'nkowski, P.; Berbe'c, E.; Latarowski, K.; Białecka, N., y Murawska, A. (2025). «The Influence of an Electromagnetic Field at a Radiofrequency of 900 MHz on the

Behavior of a Honey Bee». Agriculture, 15, 1266. Disponible en https://doi.org/10.3390/agriculture15121266.

Mohring, B.; Henry, P. Y.; Jiguet, F.; Malher, F., y Angelier, F. (2021). «Investigating temporal and spatial correlates of the sharp decline of an urban exploiter bird in a large European city». Urban Ecosyst., 24, 501-513.

Molina-Montenegro, M. A.; Acuña-Rodríguez, I. S.; Ballesteros, G. I.; Baldelomar, M.; Torres-Díaz, C.; Broitman, B. R.; y Vázquez, D. P. (2023). «Electromagnetic fields disrupt the pollination service by honeybees». Science Advances, 9(19), eadh1455.

Møller, A. P. (2019). «Parallel declines in abundance of insects and insectivorous birds in Denmark over 22 years». Ecology and Evolution, 9, 6581-6587.

Murgui, E. y Macias, A. (2010). «Changes in the House Sparrow Passer domesticus population in Valencia (Spain) from 1998 to 2008». Bird Study, 57, 281-288.

Nagao, T.; Enomoto, Y.; Fujinawa, Y.; Hata, M.; Hayakawa, M.; Huang, Q., y Uyeda, S. (2002). «Electromagnetic anomalies associated with 1995 Kobe earthquake». Journal of Geodynamics, 33(4-5), 401-411.

National Academies of Sciences (2020). Engineering, and medicine. An assessment of illness in US government employees and their families at overseas embassies. Disponible en https://doi.org/10.17226/25889.

Navarro, E. A.; Segura, J.; Portolés, M., y Gómez Perretta, C. (2003). «The microwave Syndrome: A preliminary Study in Spain». Electromagnetic Biology and Medicine, 22, 161-169.

Nicholls, B. y Racey, P. A. (2009). «The aversive effect of electromagnetic radiation on foraging bats. A possible means of discouraging bats from approaching wind turbines». PLoS One, 4(7), e6246.

Oberfeld, G.; Navarro, E.; Portoles, M.; Maestu C., y Gómez-Perretta, C. (2004). «The Microwave Syndrome. Further Aspects of a Spanish Study». EBEA Congres Kos-Greece.

Odemer, R. y Odemer, F. (2018). «Effects of radiofrequency electromagnetic radiation (RF-EMF) on honey bee queen development and mating success». Science of the Total Environment, 661, 553-562.

Pall, M. L. (2013). «Electromagnetic fields act via activation of voltage-gated calcium channels to produce beneficial or adverse effects». Journal of Cellular and Molecular Medicine, 17(8), 958-965.

Palmer, S. J.; Rycroft, M. J., y Cermack, M. (2006). «Solar and geomagnetic activity, extremely low frequency magnetic and electric fields and human health at the Earth's surface». Surveys in Geophysics, 27(5), 557-595.

Panagopoulos, D. J.; Messini, N.; Karabarbounis, A.; Philippetis, A. L., y Margaritis, L. H. (2000). «A mechanism for action of oscillating electric fields on cells». Biochemical and biophysical research communications, 272(3), 634-640.

—; Karabarbounis, A., y Margaritis, L. H. (2004). «Effect of GSM 900 MHz mobile phone radiation on the reproductive capacity of Drosophila melanogaster». Electromagnetic Biology and Medicine, 23, 29-43.

—; Johansson, O., y Carlo, G. L. (2015). «Polarization: a key difference between man-made and natural electromagnetic fields, in regard to biological activity». Scientific reports, 5, 14914.

— y Balmori, A. (2017). «On the biophysical mechanism of sensing atmospheric discharges by living organisms». Science of The Total Environment, 599, 2026-2034.

—; Balmori, A., y Chrousos, G. P. (2020). «On the biophysical mechanism of sensing upcoming earthquakes by animals». Science of the Total Environment, 717, 136989.

—; Karabarbounis, A., y Chrousos, G. P. (2024). «Biophysical mechanism of animal magnetoreception, orientation and navigation». Scientific Reports, 14(1), 1-16.

—; Yakymenko, I.; De Iuliis, G. N., y Chrousos, G. P. (2025). «A Comprehensive Mechanism of Biological and Health Effects of Anthropogenic Extremely Low Frequency and Wireless Communication Electromagnetic Fields». Frontiers in Public Health, 13, 1585441.

Papailiou, M.; Mavromichalaki, H.; Kudela, K.; Stetiarova, J., y Dimitrova, S. (2011). «Effect of geomagnetic disturbances on physiological parameters: an investigation on aviators». Advances in Space Research, 48(9), 1545-1550.

Paracelso (1529, ed. 2014). Das Buch Paragranum. Henricus: Berlin.

Patone, M.; Mei, X. W.; Handunnetthi, L.; Dixon, S.; Zaccardi, F.; Shankar-Hari, M.; y Hippisley-Cox, J. (2022). «Risks of myocarditis, pericarditis, and cardiac arrhythmias associated with COVID-19 vaccination or SARS-CoV-2 infection». Nature Medicine, 28(2), 410-422.

Persinger, M. A. (1974). «ELF electric and magnetic field effects: The patterns and the problems», en ELF and VLF electromagnetic field effects (pp. 275-310). Springer: Boston, Massachusetts.

— (1980). The weather matrix and human behavior. Praeger Publishers: Westport, Connecticut.

Pessi, A. T. y Businger, S. (2009). «Relationships among lightning, precipitation, and hydrometeor characteristics over the North Pacific Ocean». Journal of Applied Meteorology and Climatology, 48(4), 833-848.

—; Businger, S.; Cummins, K. L.; Demetriades, N. W. S.; Murphy, M., y Pifer, B. (2009). «Development of a long-range lightning detection network for the Pacific: Construction, calibration, and performance». Journal of Atmospheric and Oceanic Technology, 26(2), 145-166.

Phillips, J. y Painter, M. (2022). «Small differences in weak electromagnetic fields disrupt magnetic compass orientation of C57 BL/6 mice (Rodentia: Muridae)». Lynx new series, 53, 219-234.

Plank, Max (1947). Scientific Autobiography and Other Papers, Greenwood Pub. Group: New York.

Reiter, R. (1960). Meteorobiologie und Elektrizität der Atmosphäre. Akademische Verlagsges Geest & Portig: Leipzig.

Sainudeen Sahib, S. (2011). «Impact of mobile phone on the density of honey bees». Munis Entomology & Zoology, 6 (1), 396-399.

Sakraoui, D.; Ziane, N.; Ghalem, R.; Boukheroufa, M., y Habbachi, W. (2023). «Is there an effect of electromagnetic waves from base stations on the breeding success of Ciconia ciconia ciconia in Algeria?». Biosystems Diversity, 31(4), 493-499.

Salford, L. G.; Brun, A. E.; Eberhardt, J. L.; Malmgren, L., y Persson, B. R. (2003). «Nerve cell damage in mammalian brain after exposure to microwaves from GSM mobile phones». Environmental Health Perspectives, 111(7), 881.

Sánchez-Bayo, F. y Wyckhuys, K. A. (2019). «Worldwide decline of the entomofauna: a review of its drivers». Biol. Conserv., 232, 8-27.

Santini, R.; Santini, P.; Le Ruz, P.; Danze, J. M., y Seigne, M. (2003). «Survey Study of People Living in the Vicinity of Cellular Phone Base Stations». Electromagnetic Biology and Medicine, 22, 41-49.

Schaal, R. B. (1988). «An evaluation of the animal-behavior theory for earthquake prediction». California Geology, 41(2), 41-45.

Schienle, A.; Stark, R., y Vaitl, D. (2001). «Sferics provoke changes in EEG power». International journal of neuroscience, 107(1-2), 87-102.

— (2006). «Biological Effects of Very Low Frequency (VLF) Atmospherics in Humans: A Review». Journal of Scientific Explorations, 12 (3), 6.

Shahbazi Gahrouei, D.; Karbalae, M.; Moradi, H. A., y Baradaran-Ghahfarokhi, M. (2014). «Health effects of living near mobile phone base transceiver station (BTS) antennae: a report from Isfahan, Iran». Electromagnetic biology and medicine, 33(3), 206-210.

Sheldrake, R. (2005). «Listen to the Animals». The Ecologist, 35(2), 18-20.

Shende, V. A. y Patil, K. G. (2015). «Electromagnetic radiations: A possible impact on population of house sparrow (Passer Domesticus)». Eng. Int., 3, 45-52.

Singh, R.; Kour, D. N.; Ahmad, F.; Sahi, D. N. (2013). «The causes of decline of House Sparrow (Passer domesticus, Linnaeus 1758) in urban and suburban areas of Jammu Region J&K». Mun. Ent. Zool., 8, 803-811.

Smith-Roe, S. L.; Wyde, M. E.; Stout, M. D.; Winters, J. W.; Hobbs, C. A.; Shepard, K. G., y Witt, K. L. (2020). «Evaluation of the genotoxicity of cell phone radiofrequency radiation in male and female rats and mice following subchronic exposure». Environ. Mol. Mutagen., 61 (2), 276-290.

Sonzogni, L.; Al-Choboq, J.; Combemale, P.; Massardier-Pilonchéry, A.; Bouchet, A.; May, P.; Doré, J. F.; Debouzy, J. C.; Bourguignon, M.; Dréan, Y. L., et al. (2025). «Skin Fibroblasts from Individuals Self-Diagnosed as Electrosensitive Reveal Two Distinct Subsets with Delayed Nucleoshuttling of the ATM Protein in Common». Int. J. Mol. Sci., 26, 4792. Disponible en https://doi.org/10.3390/ijms26104792.

Starkey, S. J. (2016). «Inaccurate official assessment of radiofrequency safety by the Advisory Group on Non-ionising Radiation». Reviews on Environmental Health, 31(4), 493-503.

Stoilova, I. y Dimitrova, S. (2008). «Geophysical variables and human health and behavior». Journal of Atmospheric and Solar-Terrestrial Physics, 70(2-4), 428-435.

Sutherland, W. J.; Broad, S.; Butchart, S. H.; Clarke, S. J.; Collins, A. M.; Dicks, L. V., y Ockendon, N. (2019). «A horizon scan of emerging issues for global conservation in 2019». Trends in Ecology & Evolution, 34(1), 83-94.

Thielens, A.; Bell, D.; Mortimore, D. B.; Greco, M. K.; Martens, L., y Joseph, W. (2018). «Exposure of insects to radio-frequency electromagnetic fields from 2 to 120 ghz». Sci. Rep., 8, 1-10.

Thill, A.; Cammaerts, M. C., y Balmori, A. (2024). «Biological effects of electromagnetic fields on insects: a systematic review and meta-analysis». Reviews on Environmental Health, 39(4), 853-869.

Tsai, Y. B.; Liu, J. Y.; Ma, K. F.; Yen, H. Y.; Chen, K. S.; Chen, Y. I., y Lee, C. P. (2006). «Precursory phenomena associated with the 1999 Chi-Chi earthquake in Taiwan as identified under the iSTEP program». Physics and Chemistry of the Earth, Parts A/B/C, 31(4-9), 365-377.

Vácha, M.; Půžová, T., y Kvíćalová, M. (2009). «Radio frequency magnetic fields disrupt magnetoreception in American cockroach». Journal of Experimental Biology, 212(21), 3473-3477.

Vaitkuvienė, D. y Dagys, M. (2014). «Possible effects of electromagnetic field on White Storks Ciconia ciconia breeding on low-voltage electricity line poles». Zoology and Ecology, 24(4), 289-296.

Vaitl, D.; Propson, N.; Stark, R., y Schienle, A. (2001). «Natural very-low-frequency sferics and headache». Int. J. Biometeorol., 45, 115-123.

—; Propson, N.; Stark, R.; Walter, B., y Schienle, A. (2001). «Headache and sferics». Headache, 41, 845-853.

Vargová, B.; Kurimský, J.; Cimbala, R.; Kosterec, M.; Majláth, I.; Pipová, N., y Majláthová, V. (2017). «Ticks and radio-frequency signals: behavioural response of ticks (Dermacentor reticulatus) in a 900 MHz electromagnetic field». Systematic and Applied Acarology, 22(5), 683-693.

Vencloviene, J.; Babarskiene, R.; Slapikas, R., y Sakalyte, G. (2013). «The association between phenomena on the Sun, geomagnetic activity, meteorological variables, and cardiovascular characteristic of patients with myocardial infarction». International Journal of Biometeorology, 57(5), 797-804.

Villoresi, G.; Dorman, L. I.; Ptitsyna, N. G.; Iucci, N., y Tyasto, M. I. (1995). «Forbush decreases as indicators of health-hazardous geomagnetic storms». International Cosmic Ray Conference (vol. 4, p. 1106).

—; Ptitsyna, N. G.; Tiasto, M. I., y Iucci, N. (1998). «Myocardial infarct and geomagnetic disturbances: analysis of data on morbidity and mortality». Biofizika, 43(4), 623-631.

Walach, H.; Betz, H. D., y Schweickhardt, A. (2001). «Sferics and Headache, a prospective study». Cephalalgia, 21, 685-690.

Waldmann-Selsam, C.; Balmori-de la Puente, A.; Breunig, H., y Balmori, A. (2016). «Radiofrequency radiation injures trees around mobile phone base stations». Science of the Total Environment, 572, 554-569.

Warnke, U. (2007). «Bees, birds and mankind. Destroying nature by "electrosmog"». Competence Initiative, 46 pp.

Wang, K.; Chen, Q. F.; Sun, S., y Wang, A. (2006). «Predicting the 1975 Haicheng earthquake». Bulletin of the Seismological Society of America, 96(3), 757-795.

Wolf & Wolf (2004). «Increased incidence of cancer near a cell-phone transmitter station». International Journal of Cancer Prevention, vol. 1.

Yang, A. C.; Fuh, J. L.; Huang, N. E.; Shia, B. C.; Peng, C. K., y Wang, S. J. (2011). «Temporal associations between weather and headache: analysis by empirical mode decomposition». PloS one, 6(1), e14612.

Yokoi, S.; Ikeya, M.; Yagi, T., y Nagai, K. (2003). «Mouse circadian rhythm before the Kobe earthquake in 1995». Bioelectromagnetics, 24(4), 289-291.

Zwamborn, A. P.; Vossen, S. H.; Leersum, B. J.; Owens, M. A., y Mäkel, W. N. (2003). Effects of Global Communication system radio-frequency fields on Well Being and Cognitive Functions of human subjects with and without subjective complaints. Netherlands Organisation for Applied Scientific Research (TNO).